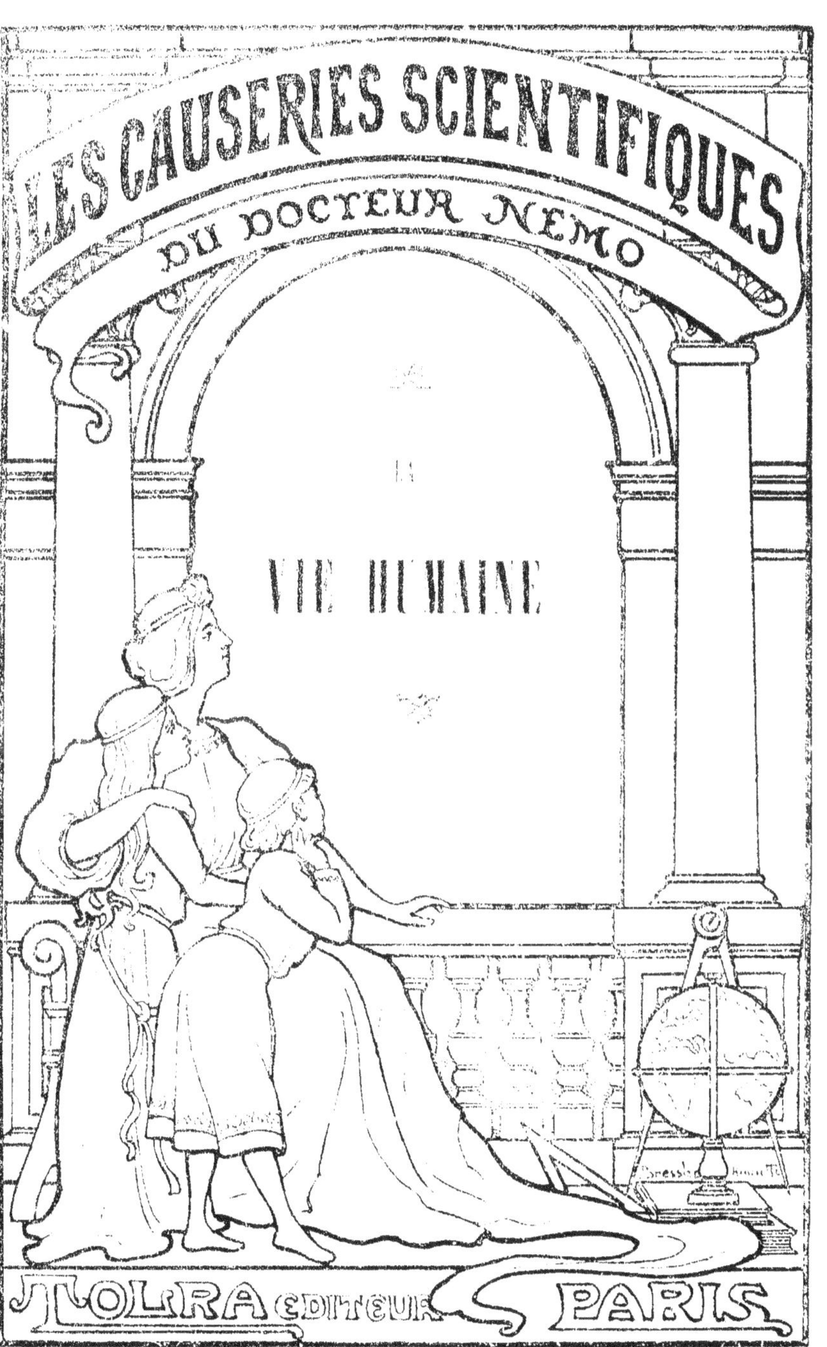
LES CAUSERIES SCIENTIFIQUES
DU DOCTEUR NEMO
LA
VIE HUMAINE
J. LOLRA EDITEUR PARIS

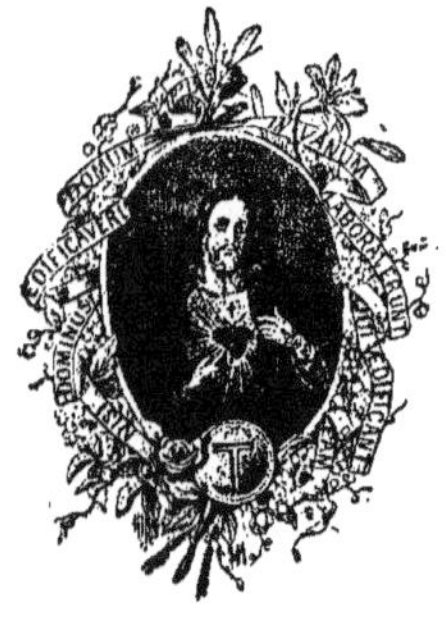

LA VIE HUMAINE

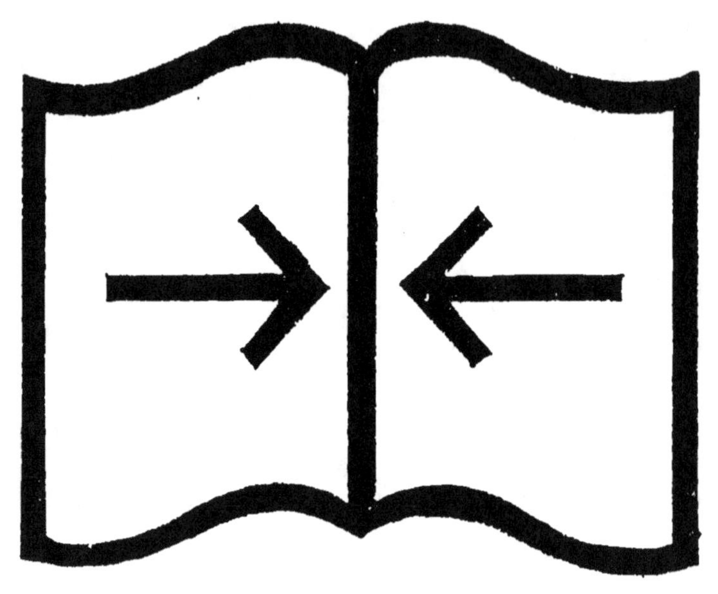

VALABLE POUR TOUT OU PARTIE DU
DOCUMENT REPRODUIT

OUVRAGES DE LA MÊME COLLECTION

L'Électricité.
L'Aérostation.
L'Agriculture.

EN PRÉPARATION

L'Océan.
La Locomotion.
Le Monde Céleste.

SAINT-AMAND, CHER. — IMPRIMERIE BUSSIÈRE FRÈRES.

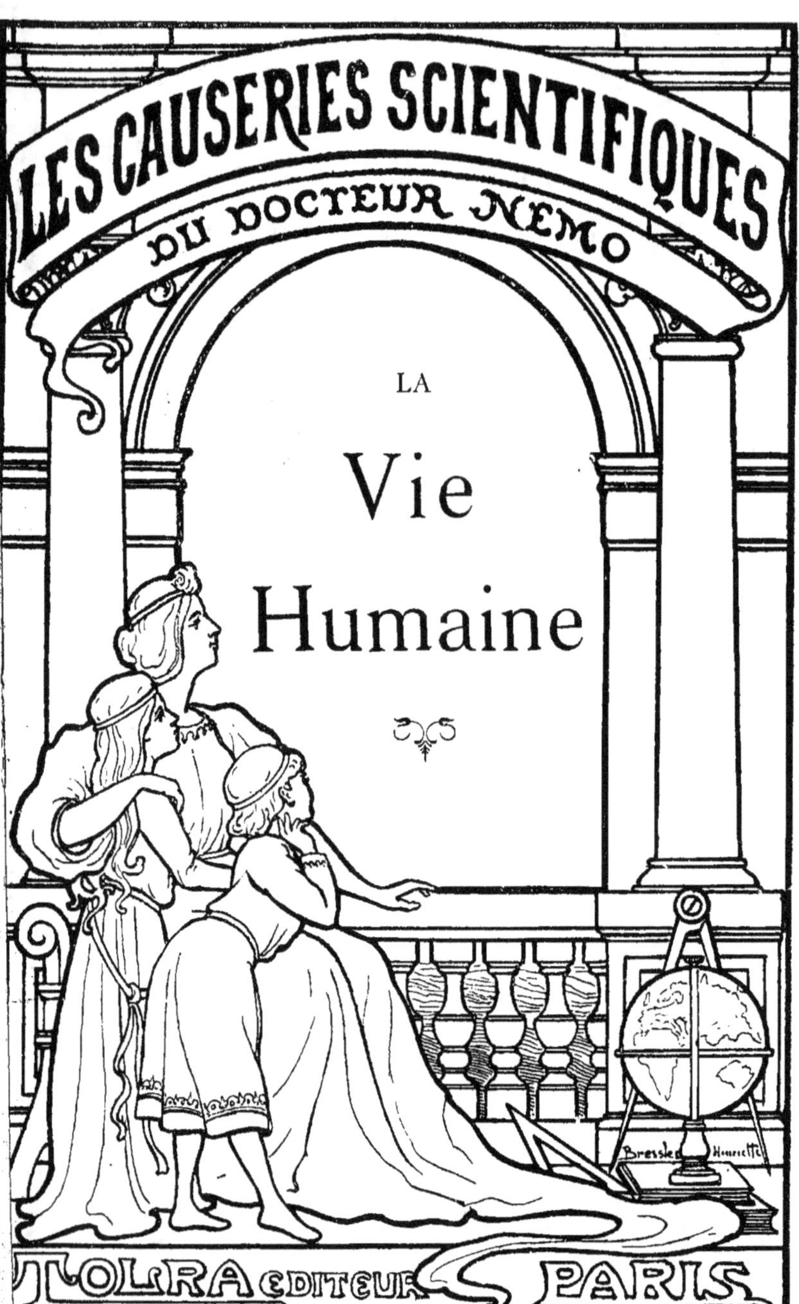

LES CAUSERIES SCIENTIFIQUES
DU DOCTEUR NEMO
LA
Vie
Humaine
TOLRA ÉDITEUR PARIS

INTRODUCTION

es chers enfants, jeunes gens et jeunes filles, qui allez entrer dans la vie et devez connaître les choses les plus indispensables pour pouvoir lutter et vous faire une place ici-bas, ces Causeries scientifiques vous sont destinées.

Ce volume-ci est le premier de la série.

Je n'ai pas la prétention de vouloir vous instruire beaucoup, je veux surtout éveiller votre esprit, vous apprendre à comprendre, à voir, à comparer, à saisir, en un mot vous enseigner à apprendre vous-même. Vos chers maîtres ou vos bonnes maîtresses vous ont donné les premiers éléments, c'est à vous d'en savoir plus tard tirer parti.

J'ai voulu écrire pour vous quelques livres de vulgarisation scientifique, quelques pages qui serviront de complément à vos premières études. Vous trouverez certes d'autres livres plus complets, mais je vous le répète, je n'ai voulu ici que vous instruire en vous amusant, en vous intéressant.

J'ai profité de l'occasion aussi pour vous parler un peu de Dieu, car tout savant qui nie l'existence de Dieu, n'est qu'un bien pauvre savant. Il lui manque quelque chose et il n'a pas la force morale nécessaire pour enseigner et faire comprendre les sublimes beautés de la nature émanées de la Toute-Puissance du Créateur.

Plus le vrai savant avance dans la science, plus il admire ces merveilleuses lois qui régissent tout l'Univers et ses êtres, et plus il aime à en faire remonter la source au Divin Créateur qui, dans son auguste sagesse, a su fixer ces règles éternelles qui stupéfient et provoquent l'admiration humaine. En vous parlant dans ce premier livre de l'homme et de la vie humaine, vous verrez, mes chers enfants, avec quelle sollicitude Dieu a tout réglé autour de vous, et si vous me lisez attentivement, vous verrez aussi que la plupart de nos maux dérivent de notre maladresse, de notre mauvaise manière de vivre, souvent de notre amour pour le mal. Si, dans ces quelques pages, j'ai pu vous intéresser, vous instruire et accroître votre Foi, croyez que ce sera pour moi la meilleure des récompenses.

DOCTEUR NEMO.

Paris, 15 septembre 1897.

LA VIE HUMAINE

CHAPITRE PREMIER

DIEU ET L'HOMME

Dieu a créé l'homme après tous les autres êtres pour en faire un être supérieur, une créature à son image. Ecoutez comment saint Jean Chrysostôme (1) explique éloquemment la *Création* et la *Providence de Dieu* :

« Vous me demanderez, dit-il, comment quelque chose a pu être fait de rien, et moi je vous demande comment les créatures ont pu être tirées de la matière existante. Moi je crois, quoique vous pensiez différemment, que la

(1) On peut dire qu'il n'y a pas de plus grand nom dans l'Eglise que celui de ce beau génie à qui ses contemporains avaient décerné le nom de *Bouche d'or*. (Né à Antioche en 334, mort à Comane en 407).

« Ses ouvrages, a dit Villemain, sont le cours le plus complet de prédication morale que nous ait transmis l'antiquité chrétienne ; il est le plus beau génie de la société nouvelle entée sur l'ancien monde. »

terre a été faite de rien ; mais nous convenons tous deux
que l'homme a été formé de la terre. Expliquez-moi donc
ce qui est le plus facile et ce dont vous convenez, comment notre chair a été formée de la terre. Nous voyons
qu'avec la terre on forme de la tuile et de la brique ; des
vases d'argile de toute espèce ; mais jamais personne
n'en a vu former de la chair. Comment donc en a-t-on
formé de la chair, des os, des nerfs, des veines, des artères, des membranes, de la graisse, de la peau, des
ongles, des cheveux, toutes ces substances diverses qui
composent notre corps et qui toutes proviennent de la
terre ? Vous ne pourriez le dire. N'est-il donc pas dérai-
sonnable que vous, qui ignorez ce qu'il y a de plus aisé
et de plus commun, vous prétendiez expliquer ce qu'il y
a de plus difficile et de plus incompréhensible ? Voulez-
vous que je vous propose un exemple encore plus à
votre portée tiré de ce qui se passe tous les jours sous
nos yeux et dont vous ne pourrez me rendre raison ? Nous
mangeons un pain tous les jours ; dites-moi comment la
nature du pain se change en sang, en flegme, en bile,
en d'autres humeurs. La substance du pain est épaisse
et dure, celle du sang est molle et liquide. Le pain
est blanc ou de couleur de blé, le sang est rouge
et noir. Expliquez-moi donc comment tout cela se
fait.

« Mais vous ne sauriez m'en rendre raison. Et vous qui
ne pouvez m'expliquer comment la nourriture se change

tous les jours en notre substance vous prétendez demander compte à Dieu de la création !

« N'est-ce pa sune extravagance extrême? Si Dieu était
de même nature que nous, vous pourriez lui demander
compte de ses œuvres ou plutôt vous ne le pourriez pas
même alors, puisqu'il est mille effets qui dépendent de
l'industrie humaine et que nous ne pouvons expliquer.
Si Dieu est de même nature que nous, demandez-lui
compte de ce qu'il a fait : que s'il nous est infiniment supérieur, n'est-ce pas le comble de la folie d'examiner comme
s'il s'agissait des ouvrages d'un simple mortel, les œuvres
d'un être dont nous reconnaissons nous-même que la
puissance et la sagesse sont sans bornes, sont divines et
incompréhensibles ? Comment se fait-il que ce monde
qui porte en soi-même tant de germes de mortalité subsiste depuis tant de siècles sans altération ? Comment
parmi tant d'éléments divers et ennemis dont il se compose pas un n'entreprend-il sur les autres et n'amène-
t-il point par sa révolte la ruine de tout l'ensemble?
Voyez le corps humain réduit à une si petite étendue ;
dirigé par une âme qui en règle tous les mouvements,
environné de tous les secours que l'art et l'expérience
ménagent à sa conservation, il ne peut se maintenir longtemps dans un état de santé parfaite et finit par mourir
victime du plus léger dérangement. Et comment se fait-
il que le monde, cette machine autrement vaste et compliquée, se soutienne toujours dans la même force de cons-

titution ? Quelle main a lié dès les commencements les parties diverses, les a assorties avec une si constante harmonie ? Quelle puissance les tient enchaînées ? Ne reconnaissez-vous pas dans le corps humain une âme, principe de la vie dont il est animé ? Du moment où elle s'en sépare chacune des parties qui formait le tout se dissout et s'anéantit ; n'est-ce point là ce qui arriverait au monde s'il allait être abandonné de la Providence qui en tisse et en conserve le merveilleux mécanisme ?

« Un vaisseau délaissé par son pilote deviendrait bientôt la proie des tempêtes et le monde battu de tant d'orages subsiste depuis plus de cinq mille ans, avec cet ordre admirable qui y entretient le retour jamais interrompu du jour et de la nuit, la succession des saisons et des productions de toutes sortes qu'elles amènent ! Il subsiste sans qu'il y ait une Providence qui le gouverne ! Parcourez le magnifique spectacle qu'étale la nature, les différentes espèces de fleurs et de simples, leurs odeurs, leurs usages, leurs formes, leurs situations ; les arbres qui nous donnent des fruits et ceux qui ne servent que d'ornement, les métaux, les animaux qui peuplent l'air, la terre et les mers ; considérez ce beau ciel que l'on dirait être sorti d'hier des mains du Créateur ; cette terre, mère féconde, toujours brillante, d'une éternelle jeunesse ; ces fontaines dont les eaux s'épandent nuit et jour depuis le premier des jours où elles commencèrent à couler, cette mer gros-

sie de tant de fleuves qui viennent se décharger dans
son sein sans que jamais elle déborde; expliquez si
vous voulez cet ordre inconcevable autrement que par
l'œuvre d'une Providence qui soutient tout ce qu'elle a
créé. »

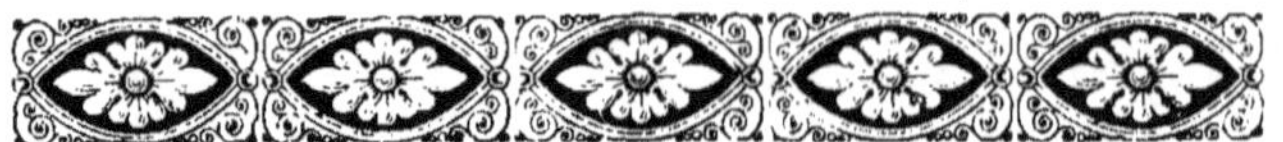

CHAPITRE II

LE PREMIER HOMME

Dans une admirable étude sur le *Premier Homme*, notre grand naturaliste Buffon (1) a fait ainsi l'histoire de ses premiers mouvements, de ses premières sensations, de ses premiers jugements, après la création.

« Je me souviens de cet instant plein de joie et de trouble où je sentis, pour la première fois, dit-il, ma singulière existence ; je ne savais ce que j'étais, où j'étais, d'où je venais.

(1) Le comte de Buffon naquit à Montbard (en Bourgogne) en 1707 et mourut en 1788. En 1739, il fut nommé intendant des jardins du roi, ce qui le détermina à s'occuper de l'*Histoire naturelle*. Le bel ouvrage qui a paru sous ce titre a classé Buffon au premier rang des écrivains français les plus savants. Son style qui est des plus beaux est noble et harmonieux.

J'ouvris les yeux ; quel surcroît de sensation ! La lumière, la voûte céleste, la verdure de la terre, le cristal des eaux, tout m'occupait, m'animait et me donnait un sentiment inexprimable de plaisir. Je crus d'abord que tous ces objets étaient en moi et faisaient partie de moi-même. Je m'affermissais dans cette pensée naissante, lorsque je tournai les yeux vers l'astre de la lumière ; son éclat me blessa ; je fermai involontairement la paupière, et je sentis une légère douleur. Dans ce moment d'obscurité, je crus avoir perdu tout mon être.

Affligé, saisi d'étonnement, je pensais à ce grand changement, quand tout à coup j'entends des sons. Le chant des oiseaux, le murmure des airs formaient un concert dont la douce impression me remuait jusqu'au fond de l'âme ; j'écoutai longtemps, et je me persuadai bientôt que cette harmonie était moi.

Je fixai les yeux sur mille objets divers ; je m'aperçus bientôt que je pouvais perdre et retrouver ces objets, et que j'avais la puissance de détruire et de reproduire à mon gré cette belle partie de moi-même ; et quoiqu'elle me parût immense en grandeur, et par la quantité des accidents de lumière, et par la variété des couleurs, je crus reconnaître que tout était contenu dans une partie de mon être.

Je commençais à voir sans émotion et à entendre sans trouble, lorsqu'un air léger, dont je sentis la fraîcheur, m'apporta des parfums, qui me causèrent un épanouissement intime et me donnèrent un sentiment d'amour pour moi-même. Agité par toutes ces sensations, pressé par les plaisirs d'une si belle et si grande existence, je me levai tout d'un coup et je me sentis transporté par une force inconnue. Je portai la main sur ma tête ; je touchai mon front et mes yeux ; je parcourus mon corps ; ma main me parut être alors le premier organe de mon existence. Ce que je sentais dans cette partie était si distinct et si complet que je m'attachai tout entier à cette partie solide de mon être, et je sentis que mes idées prenaient de la profondeur et de la réalité.

Je ne fus pas longtemps sans m'apercevoir que cette faculté de sentir était répandue dans toutes les parties de mon être ; je reconnus bientôt les limites de mon existence qui m'avait paru d'abord immense en étendue.

J'avais jeté les yeux sur mon corps ; je le jugeai d'un volume énorme, et si grand, que tous les objets qui avaient frappé mes yeux ne me paraissaient en comparaison que des points lumineux.

Je m'examinai longtemps ; je me regardais avec plaisir, je suivais ma main de l'œil, j'observais ses mouvements.

J'eus sur tout cela les idées les plus étranges, je croyais que le mouvement de ma main n'était qu'une existence fugitive, une succession de choses semblable ; je l'approchai de mes yeux ; elle me parut alors plus grande que tout mon corps et elle fit disparaître à ma vue un nombre infini d'objets. Je commençai à soupçonner qu'il y avait de l'illusion dans cette sensation qui me venait par les yeux. J'avais vu distinctement que ma main n'était qu'une petite partie de mon corps, et je ne pouvais comprendre qu'elle fût augmentée au point de me paraître d'une grandeur démesurée. Je résolus donc de ne me fier qu'au toucher, qui ne m'avait pas encore trompé, et d'être en garde contre toutes les autres façons de sentir et d'être.

Cette précaution me fut utile ; je m'étais remis en mouvement, et je marchais la tête haute et levée vers le ciel ; je me heurtai légèrement contre un palmier ; saisi d'effroi, je portai ma main sur ce corps étranger ; je le jugeai tel, parce qu'il ne me rendit pas sentiment pour sentiment. Je me détournai avec une espèce d'horreur, et je connus pour la première fois qu'il y avait quelque chose hors de moi.

Plus agité par cette nouvelle découverte que je ne l'avais été pour toutes les autres, j'eus peine à me rassurer ; et, après avoir médité sur cet événement, je conclus que je pouvais juger des objets extérieurs comme j'avais jugé des parties de mon corps, et qu'il n'y avait que le toucher qui pût m'assurer de leur existence. Je cherchai donc à toucher tout ce que je voyais, je voulais toucher le soleil ; j'étendais les bras pour embrasser l'horizon, et je ne trouvais que le vide des airs.

A chaque expérience que je tentais, je tombais de sur-

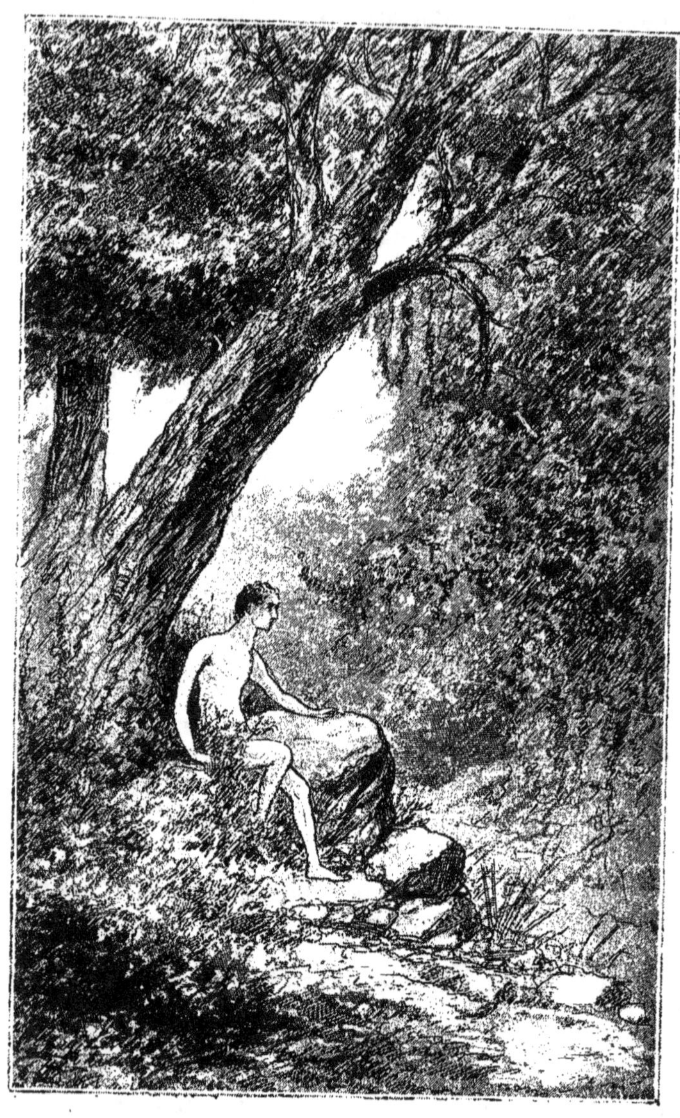

Adam était assis à l'ombre d'un bel arbre (page 23)

prise en surprise ; car tous les objets paraissaient
être également près de moi, et ce ne fut qu'après une
infinité d'épreuves que j'appris à me servir de mes yeux
pour guider ma main ; et, comme elle me donnait des
idées toutes différentes des impressions que je recevais
par le sens de la vue, mes sensations n'étant pas d'accord
entre elles, mes jugements n'en étaient que plus impar-
faits, et le total de mon être n'était pour moi-même
qu'une existence en confusion. Plus je réfléchissais, plus
il se présentait de doutes. Lassé de tant d'incertitudes,
fatigué des mouvements de mon âme, mes genoux flé-
chirent, et je me trouvai dans une situation de repos.
Cet état de tranquillité donna de nouvelles forces à mes
sens.

J'étais assis à l'ombre d'un bel arbre ; des fruits d'une
couleur vermeille descendaient en grappes, à la portée
de ma main. Je les touchai légèrement ; aussitôt ils se
séparèrent de la branche, comme la figue s'en sépare
dans le temps de sa maturité.

J'avais saisi un de ces fruits ; je m'imaginai avoir fait
une conquête, et je me glorifiai de la faculté que je sentais de pouvoir contenir dans ma main un autre être tout
entier. Sa pesanteur, quoique peu sensible, me parut
une résistance animée, que je me faisais un plaisir de
vaincre. J'avais approché ce fruit de mes yeux ; j'en con-
sidérai la forme et les couleurs. Une odeur délicieuse me
le fit approcher davantage ; il se trouva près de mes

lèvres; je tirais à longues aspirations le parfum, et je goûtais à longs traits les plaisirs de l'odorat. J'étais intérieurement rempli de cet air embaumé. Ma bouche s'ouvrit pour l'exhaler; elle se rouvrit pour en reprendre; je sentis que je possédais un odorat intérieur plus fin, plus délicat encore que le premier; enfin je goûtai.

Quelle saveur? quelle nouveauté de sensation! L'intimité de la puissance fit naître l'idée de la possession. Je crus que la substance de ce fruit était devenue la mienne, et que j'étais le maître de transformer les êtres. Flatté de cette idée de puissance, incité par le plaisir que j'avais senti, je cueillis un second et un troisième fruit, et je ne me lassais pas d'exercer ma main pour satisfaire mon goût; mais une langueur agréable, s'emparant peu à peu de tous mes sens, appesantit mes membres, et suspendit l'activité de mon âme. Je jugeai de son inaction par la mollesse de mes pensées: mes sensations émoussées arrondissaient tous les objets, et ne me présentaient que des images faibles et mal terminées. Dans cet instant, mes yeux, devenus inutiles, se fermèrent, et ma tête, n'étant plus soutenue par la force des muscles, pencha pour trouver un appui sur le gazon. Tout fut effacé, tout disparut.

La trace de mes pensées fut interrompue. Je perdis le sentiment de mon existence. Ce sommeil fut profond, mais je ne sais s'il fut de longue durée, n'ayant point encore l'idée du temps, et ne pouvant le mesurer. Cet anéantissement que je venais d'éprouver me donna quelque idée de crainte, et me fit sentir que je ne devais pas exister toujours.

Dans cet instant, l'astre du jour, sur la fin de sa course, éteignit son flambeau. Je m'aperçus à peine que je perdais le sens de la vue; j'existais trop pour craindre de cesser d'être, et ce fut vainement que l'obscurité où je me trouvai me rappela l'idée de mon premier sommeil. »

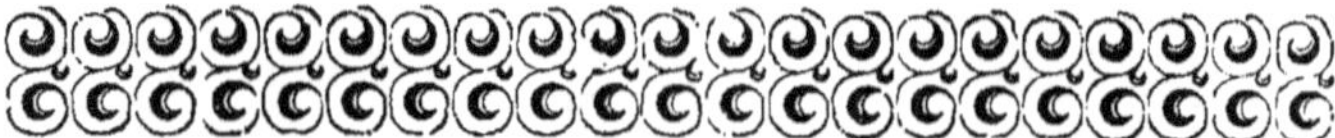

CHAPITRE III

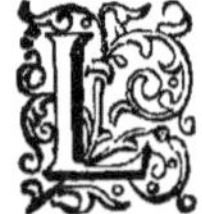'acte par lequel chacune des divers parties du corps prend au sang les éléments qui lui conviennent, s'appelle l'*assimilation*.

Dans les os, par exemple, il y a du phosphore, de la chaux, du carbone, de la chair, du soufre, de l'azote, de l'hydrogène etc…; c'est donc dans le sang que se trouvent ce s divers éléments. En effet, ils existent dans le sang, puisque les os et la chair prennent telle ou telle substance aux dépens du sang. L'assimilation est active pendant la jeunesse, le corps s'accroît alors chaque jour d'une quantité imperceptible. Lorsque de nouveaux éléments s'ajoutent, d'autres sont rejetés, il se fait un échange de neuf contre du vieux, les os grandissent en dehors et se

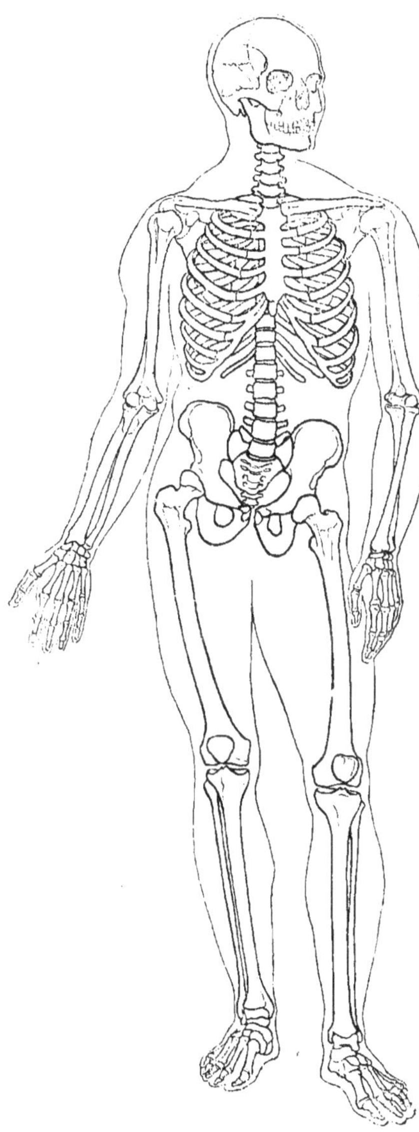

Fig. 2. — Le squelette humain.

creusent en dedans, la peau se renouvelle à chaque instant, une couche nouvelle placée au-dessous remplace la couche qui tombe. Cette transformation est active tant que notre corps grandit, puis ensuite cette action se ralentit.

La *mastication* est l'opération qui consiste à prendre les aliments, les porter dans la bouche et les broyer avec les dents.

Les *dents* sont des os implantés dans les deux os des mâchoires (os maxillaires). Le maxillaire supérieur est fixé aux autres os de la tête et ne peut pas bouger tandis que l'inférieur peut monter et descendre. On distingue dans les dents deux parties : la *racine*, ou la partie cachée, et la partie apparente appelée *couronne*. L'ivoire est la substance dont se composent les dents, bel ivoire dont la

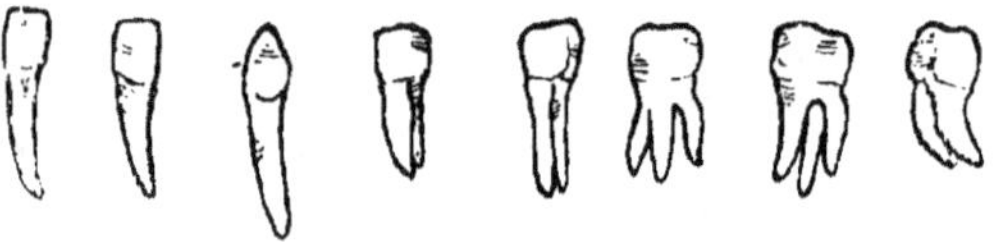

Fig. 3. — Les dents.

couronne est protégée par une espèce de vernis : *l'émail*. Toutes les dents n'ont pas la même forme, car elles n'ont pas les mêmes fonctions à remplir. Celles qui se présentent les premières sur le devant de la bouche sont destinées à couper les aliments, leur couronne est taillée en lame de couteau, elles s'appellent *incisives*, il y en a 4 à chaque mâchoire.

De chaque côté des incisives se place une *canine* qui est pointue, faite pour déchirer.

Ensuite viennent les *molaires* pour triturer. Elles occupent le fond de la bouche au nombre de 10 à chaque mâchoire. Les premières dents, appelées communément *dents de lait*, tombent habituellement vers l'âge de sept ans ; elles sont remplacées par de nouvelles dents.

Pour que les aliments ne puissent pas sortir de la bouche pendant que les dents accomplissent le travail de la mastication, ils en sont empêchés, en avant, par les *lèvres*, latéralement par les joues. En arrière, au fond de la bouche, se trouve un petit rideau de chair qui se nomme le *voile du palais* qui ferme la communication du nez et de la bouche et ne permet pas aux aliments de pénétrer dans le nez, comme cela arrive lorsque l'on rit ou tousse en mangeant. Au milieu du rideau est la *luette* et en arrière, de chaque côté,

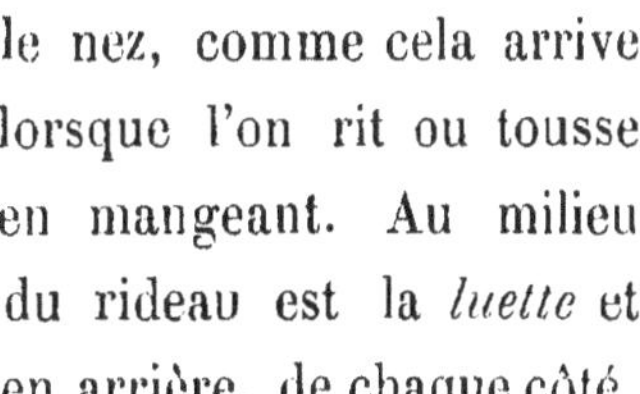

Fig. 4. — Maxillaire inférieur.

sont les *amygdales*. L'*insalivation* se produit pendant que les aliments sont mastiqués. Un liquide incolore appelé *salive*, sécrété par les *glandes salivaires*, sorte de petites éponges de chair, arrive dans la bouche, se mêle aux aliments, les transforme en une sorte de pâte et facilite par ce moyen la *déglutition*.

La déglutition est l'action qui consiste à avaler, la langue ramassant la pâte en une sorte de petite pelotte ou *bol alimentaire*, la porte dans le fond de la bouche et s'appuyant contre le palais la pousse dans le *pharynx*, une espèce d'entonnoir qui forme l'ouverture d'un long tuyau qui se nomme l'*œsophage*, par lequel le bol aliment descend jusque dans l'*estomac*.

On sait que l'estomac est une véritable casserole, que c'est là et dans les intestins que s'opère la digestion, l'acte par lequel se fait l'assimilation.

Quand nous mangeons un morceau de pain ou de viande, ce morceau est digéré par l'estomac et les intestins, il y subit une transformation et devient du sang, de la chair, en un mot il fournit des matériaux à notre corps. Quelqu'un qui est bien nourri a bonne mine et le contraire arrive pour une personne qui ne mange pas le nécessaire.

.·.

La digestion accomplie, l'estomac réclame bientôt de nouveaux aliments. Nous éprouvons alors un besoin qu'on nomme *appétit*, et qui donne tant de saveur aux mets les plus simples. Mais le travail est la condition de l'appétit ; c'est lui qui assaisonne la nourriture de l'ouvrier, tandis que l'oisif cherche en vain à l'exciter par des raffinements. Les chasseurs, les soldats en campagne, les enfants, tous ceux qui dépensent vite leurs forces, les enfants surtout qui grandissent et qui jouent beaucoup, sentent naturellement plus souvent que les autres le besoin de nourriture.

Si l'on tarde trop à satisfaire aux demandes de l'estomac, on éprouve la douleur connue sous le nom de mal d'estomac, et la faim se fait sentir, d'abord modérée, puis impérieuse. On éprouve bientôt de cruelles souffrances, et on peut mourir au bout d'un temps variable, selon le tempérament, l'âge et l'énergie des individus. Les malades, dépensant peu, peuvent vivre pendant plusieurs semaines, sans prendre pour ainsi dire de nourriture. On cite des exemples d'abstinence remarquables. Voltaire nous raconte dans son *Histoire de Charles XII*, que ce roi resta sept jours sans manger.

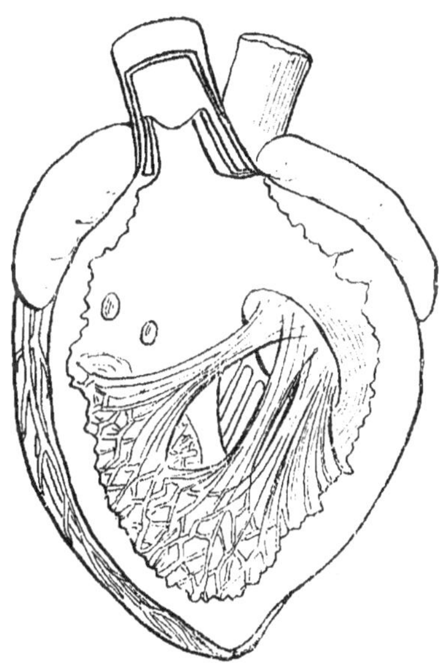

Fig. 6. — Le cœur.

Nous voyons quelquefois que des ouvriers enfouis sous des décombres ou dans des mines, ont pu vivre jusqu'à dix et quinze jours sans nourriture. Un des exemples les plus remarquables est celui de Viterbi, célèbre

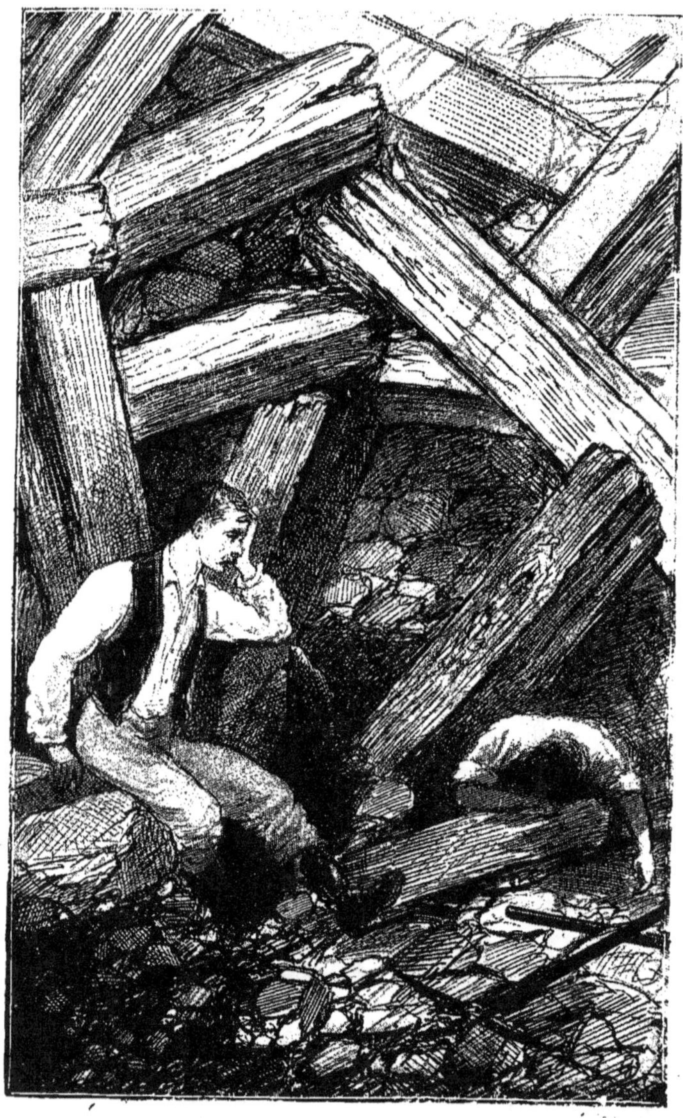

Des ouvriers enfouis sous des décombres ou dans les mines (page 32)

physiologiste qui resta dix-sept jours sans prendre aucun aliment.

Les excès de nourriture ne sont pas moins funestes que l'abstinence. Il en résulte des indigestions, des maladies d'estomac.

Lorsqu'on donne à l'estomac une trop grande quantité d'aliments à digérer, il les rejette avec force et les fait ressortir par l'œsophage jusque dans la bouche. C'est ce qu'on appelle le vomissement.

Le plus souvent, lorsqu'on sent dans l'estomac ce malaise qui a reçu le nom de nausées, il est utile d'aider au vomissement, soit en chatouillant la luette avec une barbe de plume, soit en mettant le doigt dans l'arrière-bouche. L'expulsion des aliments surabondants est le plus court et le meilleur moyen de mettre fin au malaise que nous éprouvons.

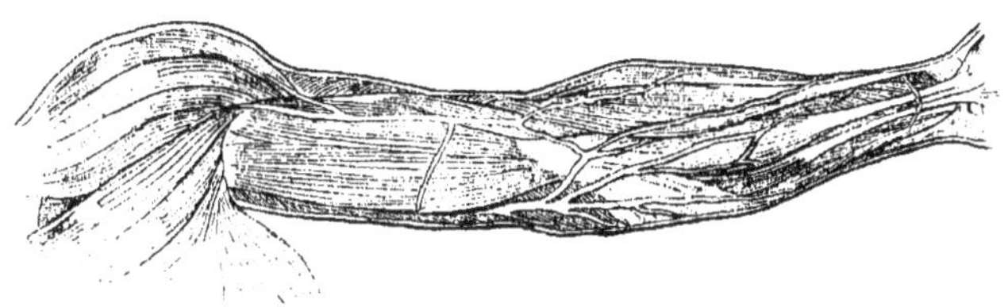

Fig. 7.

CURIEUSES DONNÉES STATISTIQUES SUR LE CORPS HUMAIN.

Voici, sur la composition du corps humain, quelques données intéressantes :

Le corps humain contient 150 os et 500 muscles, le poids du sang d'un adulte est de 15 kilogrammes ; le cœur a ordinairement un diamètre de 15 centimètres, il bat 70 fois à la minute, 4,200 fois à l'heure et 35,792,000 fois dans l'espace d'une année ; chaque battement déplace 44 grammes de sang ; le déplacement est donc de 5,850 kilos par jour. La totalité du sang passe en trois minutes par le cœur ; nos poumons contiennent, à l'état normal, 5 litres d'air ; nous respirons 1,200 fois par heure en dépensant 300 litres d'air.

La peau a trois couches, dont l'épaisseur varie entre 3 et 6 millimètres, chaque centimètre carré de la peau a 12,000 pores ; la longueur totale de ces pores est de 50 kilomètres.

* *

La croissance des ongles. — Nous extrayons d'une revue scientifique étrangère les curieux renseignements qui suivent sur la croissance des ongles de la main.

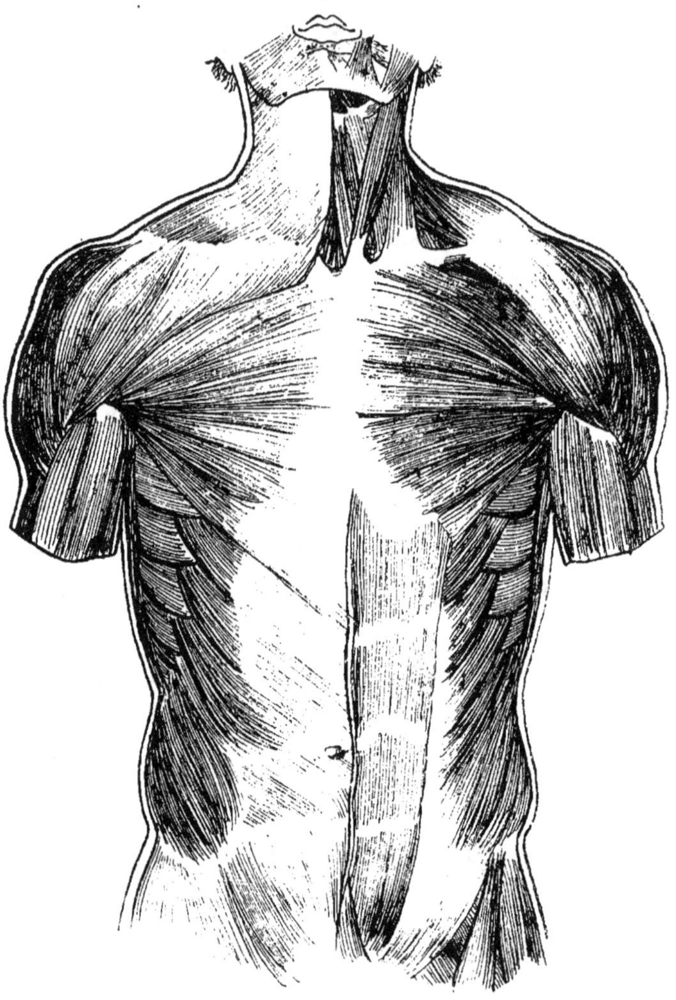

Fig. 8.

Cette croissance, paraît-il, varie suivant une foule de

circonstance : ainsi les ongles poussent plus vite en été qu'en hiver et moins vite quand on est à jeun que quand on a l'estomac bien garni. Si l'on vient à être malade, même très légèrement, la croissance des ongles est retardée d'une façon sensible.

Bien plus, les ongles ne poussent pas également vite chez le même individu. Ceux de la main droite croissent un peu plus rapidement que ceux de la main gauche. Enfin, l'ongle du doigt médius pousse plus vite que tous les autres, les ongles du pouce et du doigt auriculaire — ou du petit doigt — étant les plus lents à croître chez toutes les personnes.

En moyenne, les ongles de la main croissent de 0,079 environ par semaine, soit un peu plus de quatre centimètres par an. Un homme de soixante-dix ans a donc produit cinquante-six mètres de corne à l'extrémité de ses doigts, et chacun de ses ongles, durant le cours de sa vie, s'est renouvelé entièrement cent quatre-vingt-six fois.

Voilà où mène la statistique.

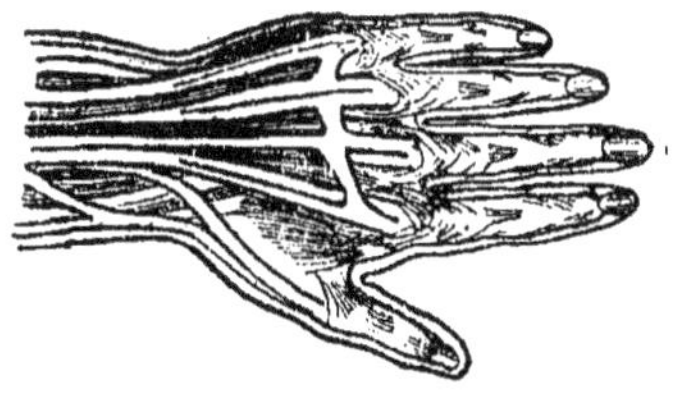

Fig. 9. — La main.

L'attitude.

L'*attitude* est la position du corps pendant certains actes, certaines maladies, ou à la suite de ces actes répétés ou de ces maladies.

L'attitude, en effet, varie avec chaque mouvement : mais un même mouvement, répété tous les jours un grand nombre de fois, détermine dans la région du corps qu'il met en jeu les modifications de nutrition, d'où il résulte un attitude spéciale, dite attitude professionnelle. C'est ainsi que certains travaux développent plus une moitié du corps que l'autre ; d'autres déterminent une hypertrophie des épaules, tandis que les jambes restent grêles. *L'attitude des ouvriers en soieries* de Lyon, appelés canuts, en est un exemple frappant.

D'autre part, il existe dans un certain nombre de maladies des attitudes classiques, qui mettent du premier coup le médecin sur la voie du diagnostic, c'est ce qui se produit dans certaines paralysies, dans la pleurésie, la péritonite, la méningite, etc.

L'attention des parents doit se porter surtout sur l'attitude de leurs enfants pendant la période de croissance et celle des études. Ils les habitueront à se tenir droits, la tête haute, au lieu de porter le poids du corps toujours du même côté, surtout pendant le travail, ce qui se traduit par une élévation de l'épaule gauche. De même, la tête ne devra pas être trop rapprochée du papier, car cette position vicieuse nuit, d'une part, au développement de la poitrine, et, d'autre part, diminue l'acuité visuelle.

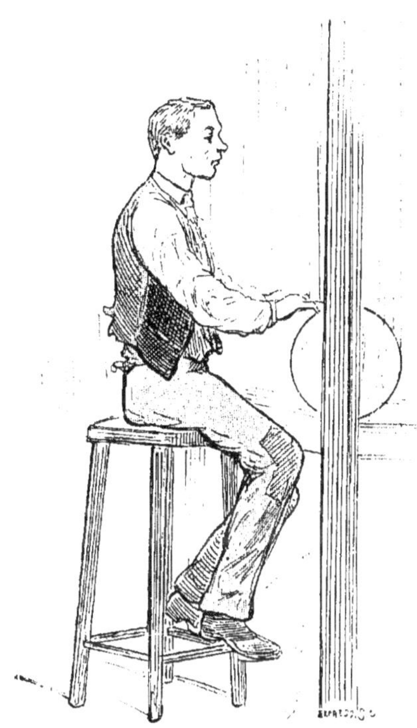

Fig. 10. — Les canuts

Enfin, les enfants ne seront jamais maintenus, pendant plusieurs heures de suite, dans la même position, surtout celle du travail : le jeu leur rendra la libre disposition de leurs mouvements et permettra à leur cerveau de se reposer.

Si, malgré les précautions prises, une attitude vicieuse se dessinait, il serait nécessaire, avant d'appliquer tel ou tel appareil, de prendre l'avis d'un chirurgien.

.·.

L'homme est destiné à marcher debout. L'homme ne pourrait marcher à quatre pattes, il ne pourrait soutenir sa tête, et ses extrémités inférieures seraient trop élevées en proportion de ses bras. Mais à sa naissance l'homme est le plus faible des animaux, il ne peut subsister que par le secours de ses parents : il a besoin de leurs soins pendant longtemps.

En revanche, l'homme a un penchant à la *sociabilité* sans laquelle il n'aurait pu

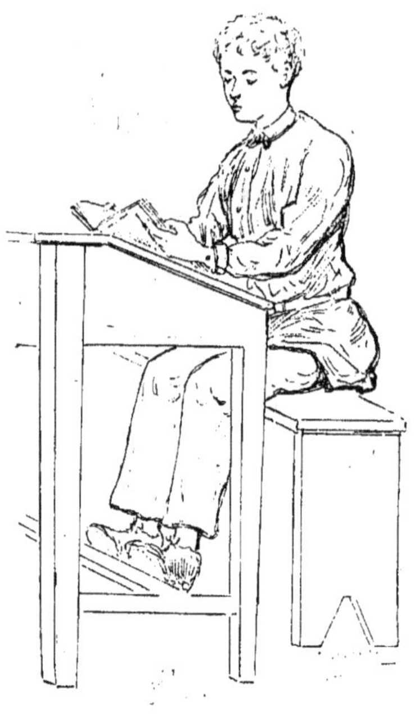

Fig. 11. — L'élève en étude.

résister aux bêtes féroces ni pourvoir à ses besoins, l'homme, non seulement articule des sons, mais encore il généralise ses idées, fixe et retient les notions abstraites au moyen des sons. Telle est la base de la *rai-*

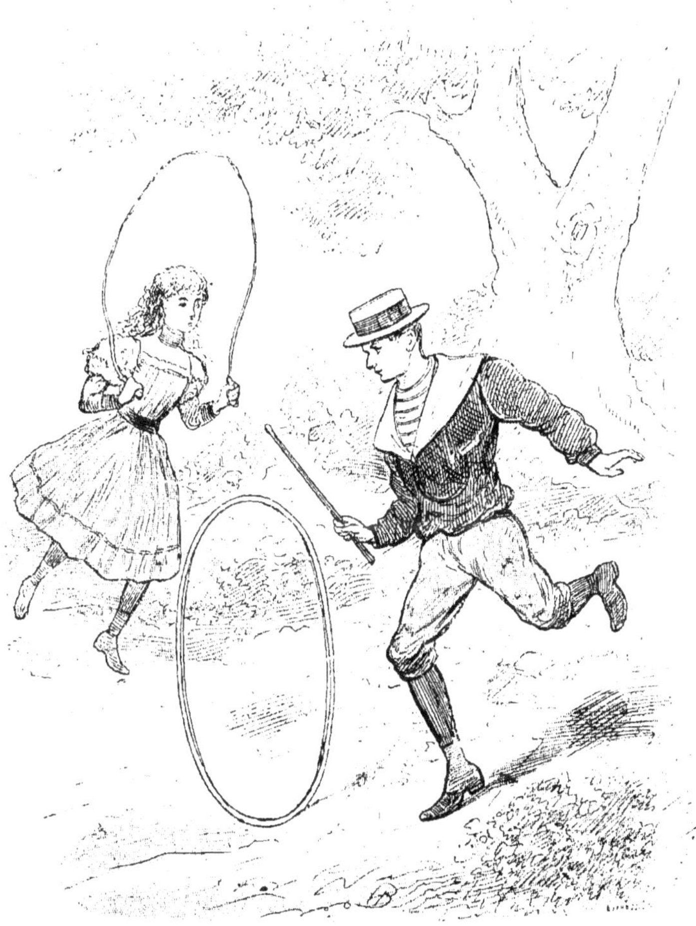

Fig. 12. — Le jeu doit rendre aux enfants la libre disposition de leurs mouvements (pag. 40).

son, et de la faculté de réfléchir et de combiner des idées exclusivement propres à l'homme.

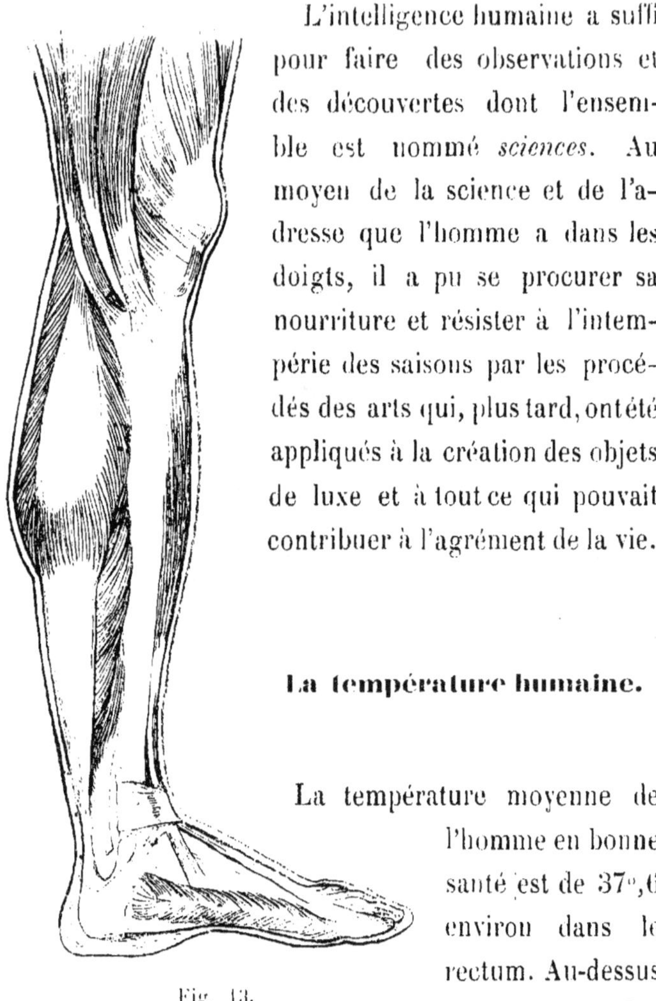

Fig. 13.

L'intelligence humaine a suffi pour faire des observations et des découvertes dont l'ensemble est nommé *sciences*. Au moyen de la science et de l'adresse que l'homme a dans les doigts, il a pu se procurer sa nourriture et résister à l'intempérie des saisons par les procédés des arts qui, plus tard, ont été appliqués à la création des objets de luxe et à tout ce qui pouvait contribuer à l'agrément de la vie.

La température humaine.

La température moyenne de l'homme en bonne santé est de 37°,6 environ dans le rectum. Au-dessus de 38° c'est la fièvre. Au-dessous de 36° c'est l'algidité. La température de la peau est toujours inférieure à celle de l'intérieur du corps. Voici quelques chiffres donnés par Davy :

Plante du pied . . . . 32°,26
Mollets . . . . 33°,05
Jambe (en avant) . . . . 38°,05
Creux poplité. . . . . 35°,00

Celle de l'intérieur du corps est supérieure à la moyenne indiquée plus haut : L'endroit le plus chaud est dans la veine cave inférieure, au-dessus des veines sus-

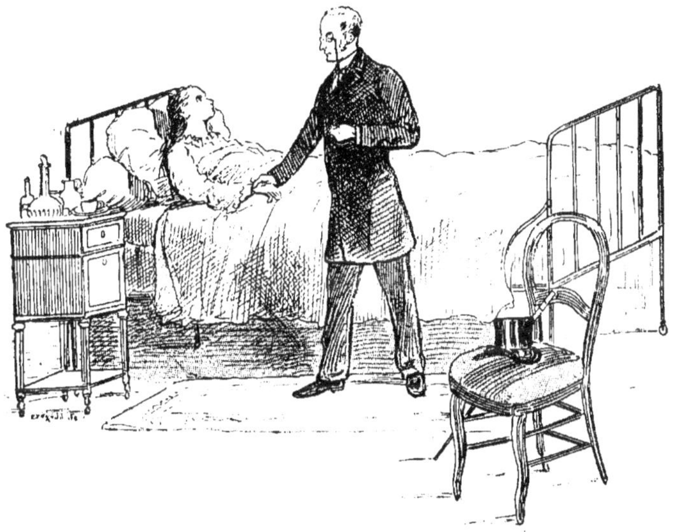

Fig. 14.

hépatiques. Cl. Bernard et d'Arsonval y ont constaté la température de 39°,7. La température est un peu plus élevée de jour que durant la nuit. Dans la fièvre, le plus souvent, la température ne dépasse pas 40° ou 41° : et ce sont des températures élevées, inquiétantes. Il semble pourtant que, dans certains cas, le thermomètre peut monter plus haut. Voici quelques-uns des exemples connus. En 1894, M. A. Capparelli a observé sur une jeune

femme, à Misterbianco, en Sicile, une températur- de 45° et même de 46° à l'aisselle. Ce cas a été recueilli avec toutes les précautions nécessaires. M. Capparelli est un savant qui sait observer, et qui connaît les ruses par lesquelles certains malades parviennent à faire accuser au thermomètre des températures invraisemblables. La malade, qui avait la fièvre intermittente, a guéri par le sulfate de quinine.

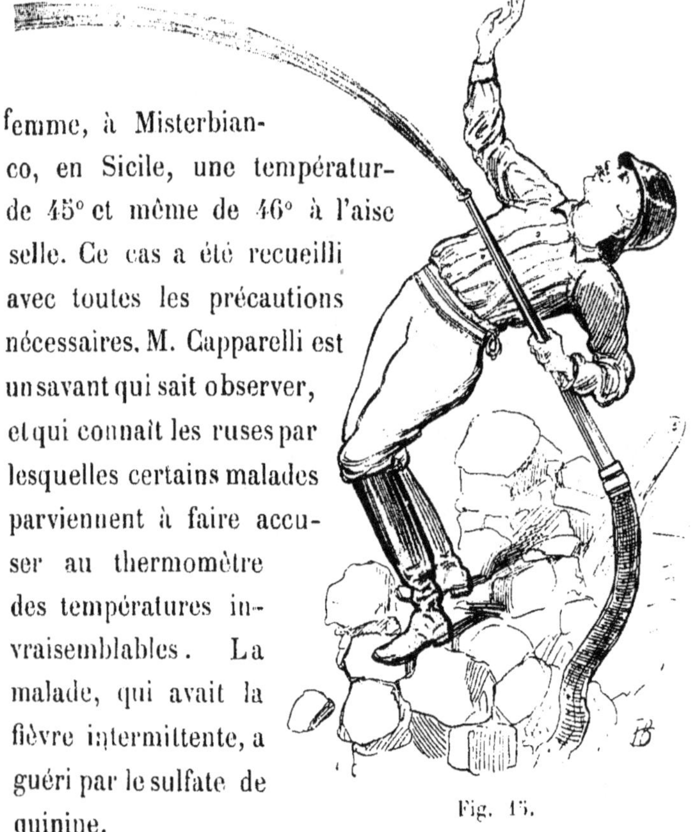

Fig. 15.

Le médecin anglais Currie a observé 45° dans un cas de scarlatine ; Alvarenga a vu 44° dans la scarlatine aussi ; M. Gannett a relevé 46°,1 dans un cas de chaleur. Tous les malades ont guéri. Le cas de M. Capparelli est un de ceux que l'on peut accepter, et c'est peut-être le seul authentique d'une hyperthermie aussi considérable. On en connaît toutefois de plus [frappants, mais ils sont suspects.

Une malade du médecin anglais Teale, aurait présenté 50°. Et un pompier de New-York, observé l'an dernier par M. Jacobi, aurait fait monter le thermomètre à 65°. Ce pompier avait été victime d'un accident ; il fut transporté à l'hôpital sans connaissance et resta quatre jours dans cet état. Puis il eut des vomissements de sang avec des attaques convulsives occasionnelles et de nombreuses pertes de connaissance et, durant ces attaques (les convulsions font toujours monter quelque peu la température, comme tout exercice musculaire), on observa 65° centigrade. Au commencement on n'avait que les thermomètres médicaux ordinaires, qui vont jusqu'à 42° ou 45° au plus. Ils se brisaient tous les uns après les autres. Il fallut s'en procurer à graduation plus étendue, et la température fut prise devant plusieurs personnes, dans la bouche, le rectum, l'aisselle, le creux poplité, l'aine. Entre les attaques, pendant 5 jours, la température aurait varié entre 49° et 52°.

Il y a un cas extraordinaire encore, c'est le cas de Gallraïth, à Omaha, où la température se serait maintenue quelques heures à 77°,2.

Le poids et la taille du corps.

Voici une question bien curieuse et dont il faut connaître la réponse.

Combien doit on-peser?

Pour que le corps soit bien proportionné, il faut qu'il y ait un certain rapport entre la stature et le poids.

D'après un auteur compétent, Quetelet, voici ce qu'il devrait être.

Stature	Poids	
	Homme	Femme
0,50	3kg,200	2kg,910
0,60	6, 200	6, 200
0,70	9, 300	9, 000
0,80	11, 360	11, 210
0,90	13, 500	13, 420

Stature	Poids	
	Homme	Femme
1m,00	15kg,900	15kg,820
1, 10	18, 590	18, 300
1, 20	21, 920	21, 500
1, 30	26, 630	26, 630
1, 40	34, 480	37, 180
1, 50	46, 2.0	48, 000
1, 60	57, 150	56, 730
1, 70	63, 280	65, 200

D'après un célèbre anatomiste allemand, Krause, le corps devrait avoir 2 cent. 91 par kilogramme de poids. C'est ainsi qu'un individu de 50 kilogrammes devrait avoir une stature de 1ᵐ45.

Voici maintenant la classification admise pour la taille.

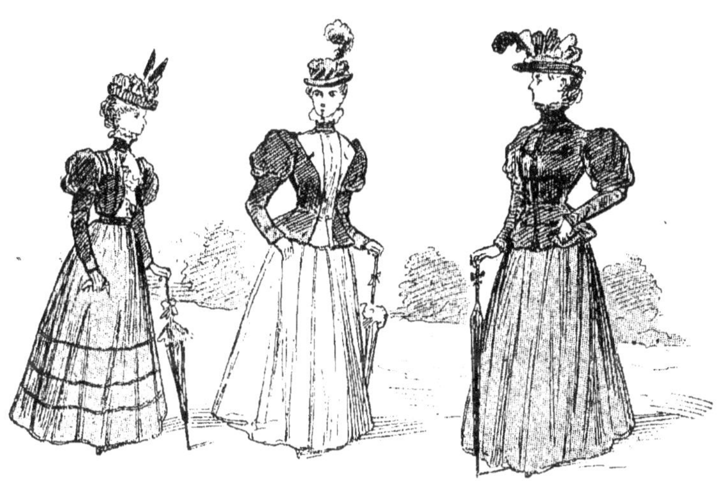

Fig. 16.

Désignation	Hommes	Femmes
Haute taille.	1ᵐ,70 et plus	1ᵐ,58 et plus
Taille au-dessus de la moyenne	1, 65 à 1ᵐ,69	1, 53 à 1ᵐ,57
Moyenne.	1ᵐ,65	1ᵐ,53
Taille au-dessous de la moyenne .	1, 60	1, 45
Petite taille.	1ᵐ,60 et moins	1ᵐ,39 et moins

Nous allons donner maintenant la *taille* selon *les races*.

On y constatera, chose curieuse, que les Patagons

forment la race la mieux pourvue au point de vue de la stature.

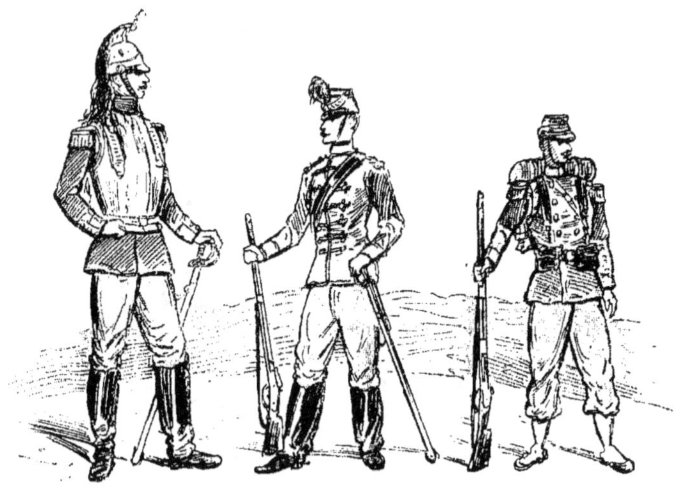

Fig. 17.

La taille d'après les races

1° TAILLES HAUTES

(1^m,70 et au-dessus)

Patagons	1^m,85
Polynésiens	1, 76
Scandinaves	1, 71
Écossais	1, 71
Comanches	1, 80
Iroquois	1, 73
Zoulous	1, 70
Esquimaux	1, 70

2° TAILLES AU-DESSUS DE LA MOYENNE

($1^m,65$ à $1^m,69$)

Nubiens	$1^m,69$
Allemands.	1, 69
Anglais.	1, 69
Arabes	1, 68
Belges	1, 68
Français	1, 65

3° TAILLES AU-DESSOUS DE LA MOYENNE

($1^m,60$ à $1^m,64$)

Australiens	$1^m,64$
Esthonieux	1, 64
Chinois.	1, 64
Bavarois	1, 64
Juifs.	1, 63
Japonais	1, 60

4° PETITES TAILLES

(moins de $1^m,60$)

Malais	$1^m,59$
Ostiaks	1, 56
Annamites.	1, 59
Lapons	1, 58
Siamois.	1, 52
Boshimans.	1, 44

La solidité de nos os.

Le corps humain est formé d'une charpente qui comprend les *os* ; les os sont composés de *phosphate de chaux* (chaux et acide de phosphore) et de *gélatine*.

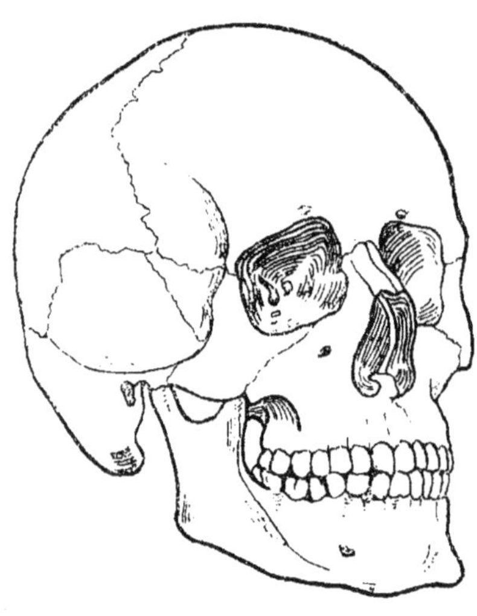

Fig. 18.

Les os sont creux à l'intérieur et remplis d'une graisse très fine nommée *moelle*.

Les os se joignent ensemble par différents modes ; tantôt c'est une prééminence qui joue dans une cavité, tantôt c'est un cartilage qui les tient réunis, tantôt ils s'engrènent les uns dans les autres comme les *pariétaux* et le *frontal*. Dans ces articulations il coule une humeur blanche nommée synovie qui est destinée à diminuer le frottement des os.

Ce sont les *muscles* ou faisceau de fibres qui impriment aux os leurs divers mouvements.

Nos os sont encore d'une résistance assez grande quand ils n'ont pas été altérés par des maladies, telles que la carie, le rachitisme.

D'après des expériences faites par plusieurs sommités médicales, *la résistance à l'écrasement* cesse pour :

Désignation	Chez l'homme	Chez la femme
La clavicule à	194^{kg}	125^{kg}
L'humérus à	592	590
Le radius à.	334	220
Le cubitus à	330	130
Le fémur à.	756	755
Le col du fémur à	815	506
Le péroné à	60	50
La rotule à.	600	420

La résistance à la flexion et au bris, éprouvée en soutenant les deux extrémités de l'os et en suspendant un fardeau au milieu de celui-ci cesse, pour :

Désignation	Chez l'homme	Chez la femme
La clavicule à	100^{kg}	63^{kg}
L'humérus à	276	175
Le radius à.	122	70
Le cubitus à	125	85
Le fémur à.	400	265
Le tibia	275	190

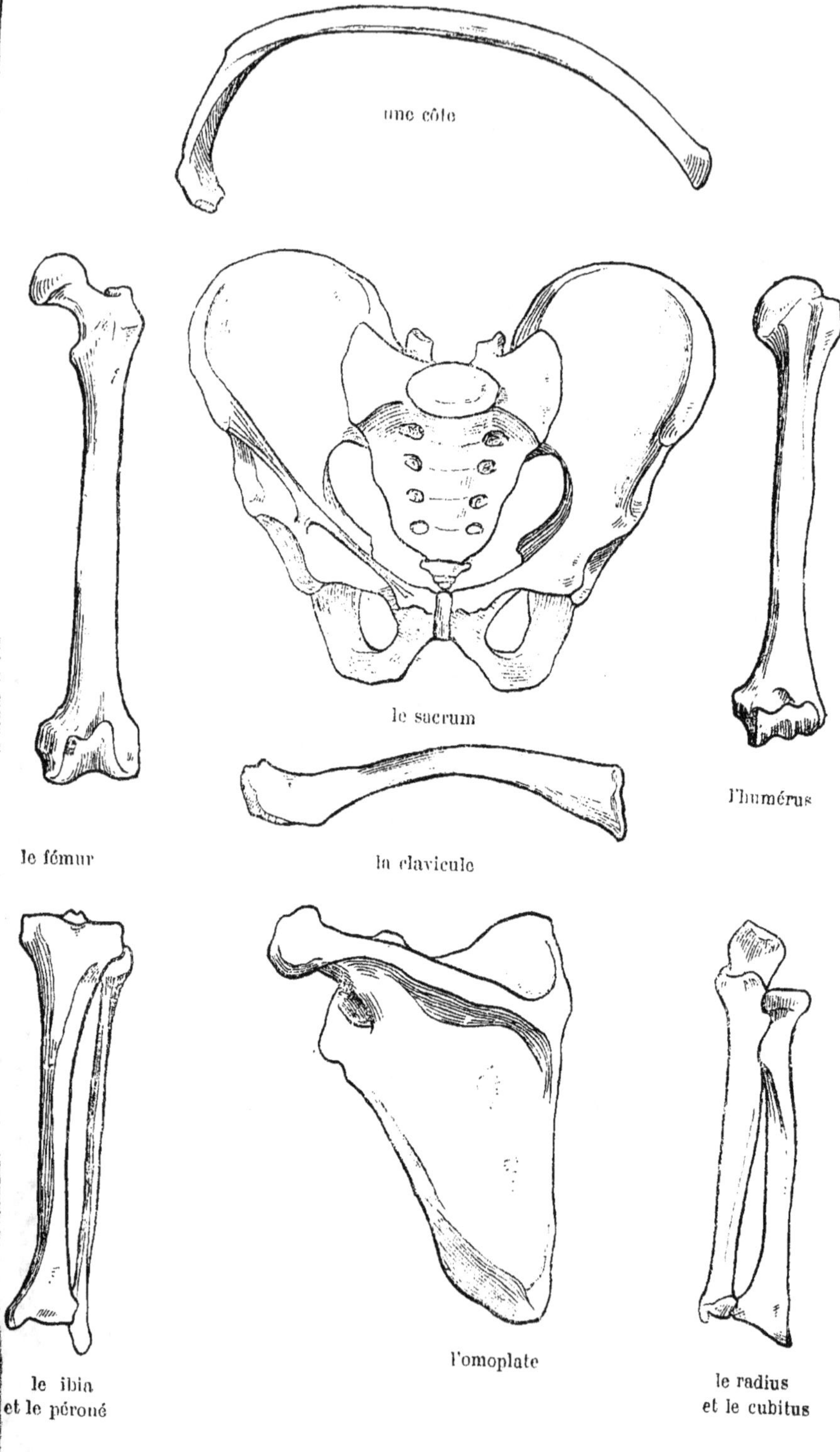

une côte
le sacrum
l'humérus
le fémur
la clavicule
le ibia
et le péroné
l'omoplate
le radius
et le cubitus

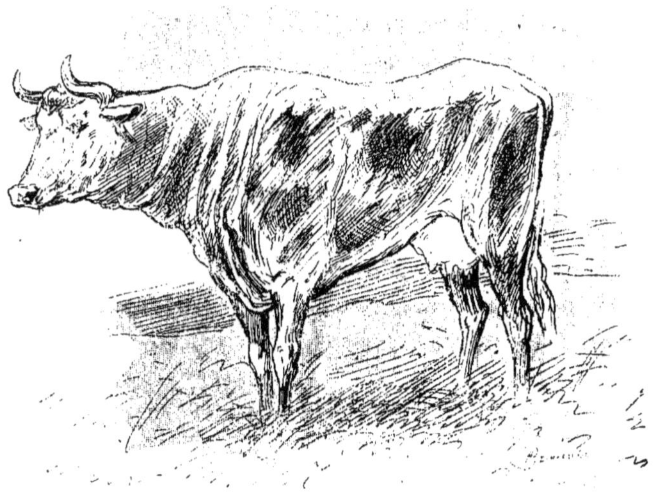

Fig. 20.

L'aliment le plus précieux à la vie humaine
Le lait.

Le *lait* qui contient tous les éléments nécessaires à la nutrition constitue *un aliment très précieux*; c'est aussi, dans certaines circonstances, un médicament très efficace. Sa composition peut varier avec la race des vaches, avec

leur état de santé, avec leur nourriture. On admet qu'en
moyenne un litre de lait doit contenir :

                40 grammes de beurre
                50   —   de sucre de lait
                34   —   de caséine
                 6   —   de sels minéraux

A Paris et sans doute aussi dans les autres villes, le lait
que l'on paie très cher est bien du lai' pur. Mais le lait ordinaire quelquefois additionné d'eau a presque toujours été
privé par écrémage d'une portion plus ou moins considérable de son beurre. De semblables laits ne peuvent donner que des résultats déplorables pour l'alimentation des
enfants et des malades.

Il y a donc lieu d'exiger, que le lait ne soit ni écré-
mé ni mouillé; tout lait qui ne contient pas au moins
30 grammes de beurre par litre ne doit plus être considéré comme du lait et ne devrait pas être vendu comme
tel, le lait doit aussi être dans un état de conservation
satisfaisant. On ne peut le considérer comme acceptable
que s'il supporte sans se coaguler, sans *tourner*, les deux
épreuves suivantes : 1° séjour [d'un quart d'heure à une
température comprise entre 30° et 40°; 2° ébullition
prolongée pendant cinq minutes.

Le lait même pur peut être rendu dangereux par les
microbes qu'il contient et qui s'y développent avec une

très grande facilité. Parmi ces microbes il en est qui ont pour origine la vache elle-même, lorsqu'elle est atteinte d'une affection contagieuse telle que la tuberculose, d'autres proviennent de l'extérieur des récipients, de l'eau qui sert au lavage de ces récipients.

Enfin l'eau plus ou moins pure qui est parfois ajoutée frauduleusement au lait peut être une cause de contamination. Ces microbes, introduits dans le tube digestif, s'y multiplient et peuvent déterminer de graves maladies, surtout les diarrhées infectieuses et le choléra infantile qui emportent tant de nourrissons pendant les chaleurs de l'été.

La réfrigération et la parsemisation (chauffage à une température de 60°) ne font que faciliter la conservation du lait entre le moment de la traite et celui où il est consommé.

Elles retardent bien la multiplication des germes nuisibles mais ne les détruisent pas. Pour rendre le lait inoffensif il faut ou le faire bouillir ou le stériliser.

La stérilisation peut très bien être effectuée dans les ménages dans de petites bouteilles, que l'on maintient dans l'eau bouillante pendant trois quarts d'heure. Le lait ainsi stérilisé doit être consommé dans les 24 heures. Pour le lait qui doit pouvoir se conserver presque indéfiniment il faut le stériliser à une température plus élevée, 110° environ, l'introduction du lait stérilisé dans l'alimentation des petits enfants a donné des résultats inespérés. L'expérience a montré que le lait de vache stérilisé était aussi bien digéré que le lait cru. En outre, l'emploi du lait stérilisé est une garantie certaine contre les diarrhées de mauvaise nature.

CHAPITRE IV

L'HYGIÈNE. — CONSEILS HYGIÉNIQUES

L'hygiène est la science de conserver la santé, c'est-à-dire une des choses les plus précieuses qu'il y ait. Le véritable élixir de longue vie c'est l'hygiène.

On sait comment l'air se comporte dans les poumons, comment il s'y modifie, comment après avoir utilisé son oxygène nous le rendons souillé, chargé d'acide carbonique, impropre à la respiration.

Il est facile de comprendre que l'air peut devenir un poison *impur* ou *vicié*. Comment se vicie l'air? Simplement par l'accumulation de l'acide carbonique exhalé par les poitrines humaines. L'air d'une classe serait rapidement vicié si on n'avait le soin d'ouvrir de temps en temps les fenêtres. Les gaz nuisibles qui se dégagent des poêles, des lampes, des chaufferettes, les émanations que produisent les fumiers, les marécages *sont d'autres causes de viciation de l'air*, aussi faut-il que les cheminées tirent bien afin que l'air se renouvelle dans les appartements. On doit rechercher un terrain sec pour construire une maison, et éloigner des habitations les tas de fumier qu'à la campagne on se plaît à rapprocher et à laisser séjourner près du logis.

N'oublions pas que la nuit, les plantes dégagent de l'acide carbonique, il faut donc les éloigner des appartements où l'on doit coucher.

Un autre besoin de notre existence (nous l'éprouvons plusieurs fois par jour) est celui de manger ; savoir manger, c'est s'assurer une bonne santé. On a comparé l'homme à une machine à vapeur dans laquelle les aliments jouent le rôle de charbon. Comme elle, le corps humain ne fonctionne qu'à la condition de trouver de quoi entretenir son activité. Qu'arriverait-il si on venait à ne plus mettre de combustible dans le foyer d'une machine ? Elle s'arrêterait. De même la machine humaine s'arrêterait si les matériaux nutritifs n'étaient pas renouvelés. Parmi les aliments, les uns réparent nos organes usés par le travail, ce sont les aliments *plastiques* ou *azotés* dont le type est la viande et le blanc d'œuf.

Les autres entretiennent la chaleur et le mouvement, ce sont les aliments *respiratoires* ou *carbonés*. Il est né-

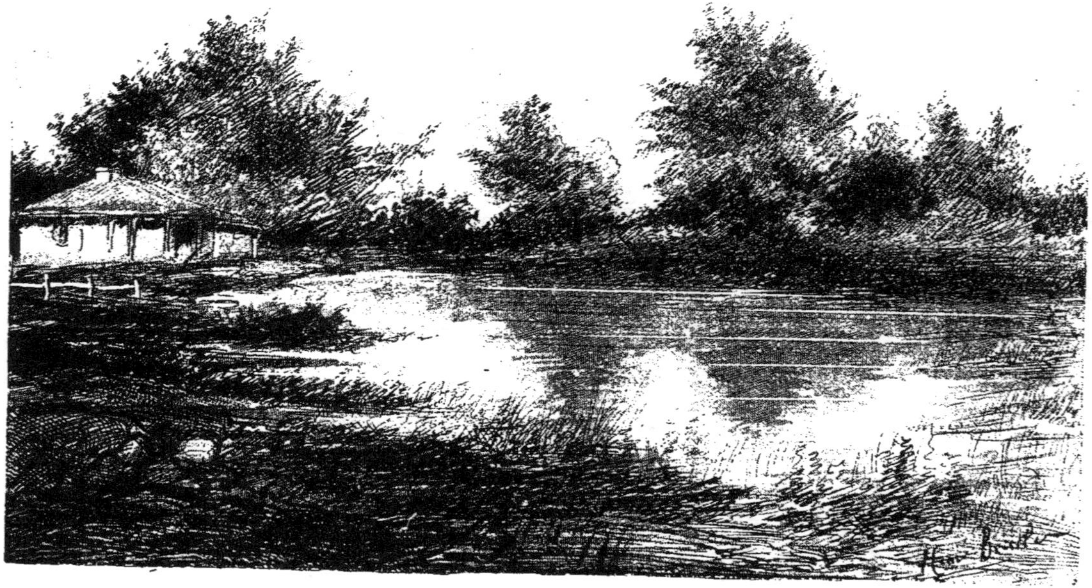

Fig. 24. — Marécages.

cessaire de proportionner les uns et les autres aux besoins du corps et on a reconnu qu'un homme à l'âge mûr dépensait en moyenne par jour 300 grammes de carbone ou charbon et 20 grammes d'azote.

On doit s'en tenir le plus possible à ces proportions, autrement les pertes ne seraient pas comblées, il y aurait une synthèse d'équilibre.

Soyez sobres ; ne mangez que quand vous avez faim ; cessez de manger quand vous êtes rassassiés. Prenez des aliments, sains, bien cuits, qui ne soient pas trop épicés. Mangez lentement et observez à table la tempérance. Les longues séances, les repas prolongés sont nuisibles. Le corps le plus vigoureux est celui qui préfère une nourriture simple, qui observe les heures de ses repas et ne mange pas dans les intervalles. L'eau pure est la plus salutaire des boissons. Celle qui est claire, limpide, sans saveur, peut passer pour excellente. Si les habitants d'un lieu conservent les yeux bien sains et les dents bien blanches, leur eau est bonne. Les dents noires et cariées ne prouvent cependant pas toujours que l'eau soit mauvaise ; la fumée du tabac, les boissons spiritueuses produisent ainsi ces effets. Si les légumes y cuisent facilement, si le savon s'y dissout aisément, si sur les bords de la fontaine il ne croît ni joncs ni mousse, si le lit de

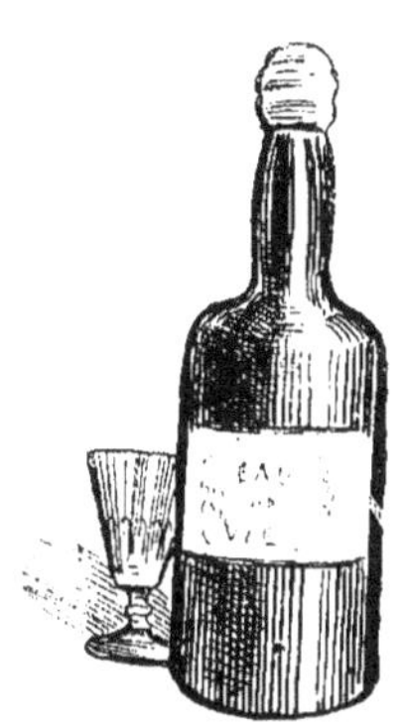

Fig. 22.

la source n'est pas bourbeux, on peut être assuré encore que l'eau est bonne. Le vin pris modérément est excellent pour la santé. Mais il faut se garder d'en abuser. Les enfants doivent, en général, s'en abstenir. *L'eau-de-vie est la boisson la plus inutile et la plus dangereuse*, surtout quand elle est prise à jeun.

Elle détériore la santé, même quand on n'en prend qu'un petit verre le matin. La plupart des maladies des enfants sont dues à l'intempérance de leur nourriture. Leurs parents doivent prendre garde qu'ils ne mangent avec excès des légumes farineux, et qu'ils ne chargent leur estomac de prunelles coriaces ou de fruits verts ; qu'ils ne boivent pas de boissons fermentées ; qu'ils ne marchent pas pieds nus sur le carreau humide ou dans la boue. En outre, comme ils sont sujets, au printemps particulièrement, à des angines assez rebelles, à des maladies éruptives, à des fièvres intermittentes qui naissent des exhalaisons marécageuses et des changements brusques de l'atmosphère, il faut les sevrer absolument, dans ce temps-là, du régime excitant des boissons spiritueuses, et ne les nourrir, autant que possible, que d'aliments substantiels. Il sera bon aussi, de peur d'épidémie, de tenir dans l'isolement et dans un air tempéré les jeunes sujets atteints de varioles et de scarlatines.

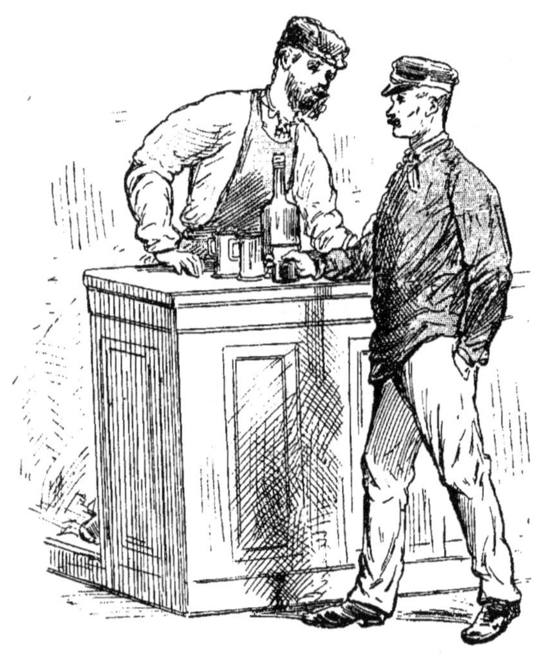

Fig. 23. — Au cabaret.

Le thé et le café aident la digestion et sont utiles aux personnes d'un certain âge. Ils sont en général nuisibles aux enfants ; ils irritent le système nerveux et produisent des tremblements. Il ne faut pas en abuser.

La paresse.

La paresse est la source de tous les vices, la cause de nombre de maladies. Celui qui devient oisif perd la notion du bien et du mal, ne s'occupe pas de son corps et de son âme et il en arrive souvent jusqu'au suicide. La plupart des grands savants sont morts très vieux.

Ecoutez comme saint Jean Chrysostôme s'élève éloquemment contre la paresse.

« Le soleil, dit-il, se lève répandant partout des flots de lumière : c'est pour appeler tous les hommes au travail. A ce signal, le laboureur s'achemine vers son champ pour cultiver sa terre, le forgeron allume ses fourneaux, tous dans la diversité de leurs professions se mettent au travail. La femme attachée à ses foyers domestiques fait tourner son fuseau. Le paresseux ou reste sans rien faire, ou ne se remue que comme d'immondes animaux pour engraisser son ventre. A quoi est-il bon si ce n'est à être immolé comme ces victimes que l'on engraisse pour le sacrifice ?

Il est sorti de son lit quand le soleil était au haut de l'horizon, que tous les bras étaient déjà fatigués par de laborieux exercices. Lui, il s'est levé encore endormi, ayant déjà perdu une grande partie du jour. Il va en consumer le reste dans les recherches de la paresse et quand il sortira de sa maison, ce sera pour étaler à tous les yeux le spectacle honteux d'un efféminé où il n'y a

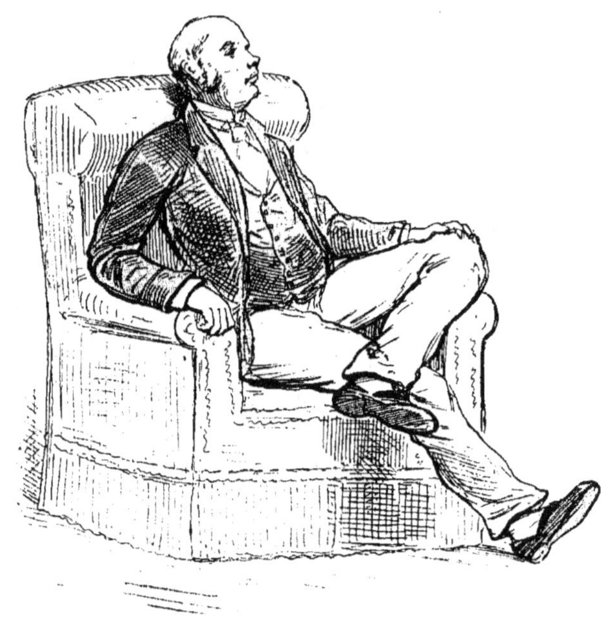

Fig. 24. — L'homme indolent.

rien de l'homme ; les yeux encore noyés dans la débau-che de la veille, les membres appesantis sous le poids des viandes dont il s'est chargé, ne paraissant nulle part que pour y asseoir nonchalamment la lourde masse de son corps engourdi et laissant regretter à tous ceux qui

le voient où l'entendent qu'il ne soit pas resté tout le
jour enseveli dans le sommeil. Parlez-lui de quelque action périlleuse, vous l'allez voir trembler comme un enfant, d'entreprises utiles, il est sourd. L'irrésolution de
ses pensées perce jusque sur son visage sans expression.
Il est de l'avis de tout le monde ; non pas qu'il pense
comme les autres ; mais il n'a pas la force de penser par
lui-même. Au reste, les passions violentes ont un facile
accès auprès d'un caractère de cette sorte. Il trouve des
flatteurs qui l'adulent, qui le servent et l'entretiennent
dans sa mollesse pour le rendre incurable. Mais je l'at-
tends à la mort, à ce moment terrible où bientôt cendre
et poussière il appellera vainement à son secours les
riches étoffes dont il se parait. Jusque-là, à charge, im-
portun à tout le monde il ne trouve nulle grâce auprès de
ses proches, de ses amis, de ses domestiques. Pour peu
qu'il y ait dans les cœurs un sentiment de justice, il n'est
personne qui ne se dise en le voyant : Un tel homme est
pour le monde un fardeau ! Qu'est-il venu faire dans le
monde? Encore s'il n'y faisait rien, mais n'y faire que
du mal et pour soi et pour les autres. Quoi de plus agréable me disiez-vous, mes frères, que de ne pas travailler,
de n'avoir rien à faire? Et moi, je vous dis : quoi de
plus honteux, quoi de plus misérable que l'homme qui
ne sait pas s'occuper? Point de plus pénible servitude.
Le travail est l'état naturel de l'homme. L'oisiveté est
pour lui un état contre nature. L'oisiveté se punit elle-

même par les langueurs qui la consument. Tout ne vit que par l'exercice, tout meurt par l'oisiveté. Rien de plus inutile au monde que l'homme qui passe sa vie à ne rien faire, à se donner du bon temps. N'être bon à rien c'est être méchant et criminel, n'attendez pas d'un tel homme l'énergie nécessaire pour soutenir les combats de la vertu, nulle part il n'est à sa place. Une vie oisive amène bientôt un dégoût général qui se répand sur les choses les plus nécessaires, c'est un estomac affaibli et paresseux qui rejette les aliments les plus substantiels. Or, tel est le produit ordinaire de l'habitude de vivre dans la mollesse, elle rend le corps incapable de supporter le plus léger travail, elle l'énerve, elle l'abat, elle dépouille les sens de leurs plus précieuses facultés, elle détruit jusqu'à la santé elle-même. Ce coursier que vous nourrissez à ne rien faire, quel service pourra-t-il vous rendre au prix de ceux que vous donne un autre cheval exercé par des travaux journaliers ? Une eau stagnante a quoi est-elle bonne ? Il faut qu'elle ait son cours pour être utile. Le fer dont vous ne vous servez pas se rouille et se consume, employez-le, il va prendre l'éclat de l'argent. Les exercices, les épreuves laborieuses sont donc nécessaires au corps aussi bien qu'à l'âme pour les fortifier l'un et l'autre, pour les rendres propres à tout, autrement l'on cède au moindre choc, on est sans force pour la moindre tentation.

Il n'y a rien de moins fort pour l'homme que l'oisiveté. Jésus-Christ nous dit que la voie qui mène à la vertu est étroite. Cela est également vrai pour tout ce qui concerne la vie présente, partout il faut du travail. Parcourez toutes les conditions de la société il n'en est pas une où il ne faille conquérir par le travail les avantages auxquels on veut parvenir. La terre veut une culture laborieuse, la semence ne lève que quand elle est arrosée par les pluies du ciel, l'âme est une terre qui a besoin d'être labourée, remuée profondément, arrosée par les larmes, autrement il n'y croît que de mauvaises herbes ou elle s'endurcit par la sécheresse ou elle s'abandonne à une fécondité dangereuse.

Le manger et le boire

Ecoutez saint Clément (1) d'Alexandrie s'élever avec juste raison contre la *Gourmandise*; si funeste à la fois au corps et à l'esprit. Au corps qu'elle rend obèse ou malade, à l'esprit qu'elle alourdit et rend impropre aux plus nobles tâches.

(2) Naquit à Athènes vers 156, mort en 217. Né païen, il fut converti au Christianisme par Pantœrum, chef de l'Ecole d'Alexandrie, auquel il succéda. Il combattit les païens avec autant de zèle que d'éloquence.

Les voluptueux inventent mille ragoûts pour assaisonner leur viande et pour les manger avec plus de plaisir. Tout ce que la terre, la mer et l'air renferment d'animaux peut à peine suffire pour contenter leur sensualité et leur gourmandise.

Toujours insatiables, ils usent leur vie à chercher par-

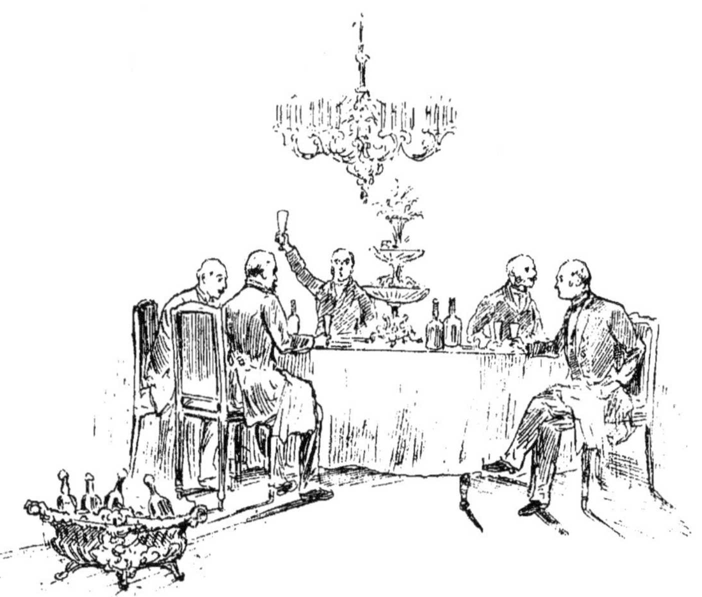

Fig. 25.

tout avec inquiétude des mets exquis. Il semble qu'ils veuillent inspirer à tout le monde la passion qu'ils ont pour la bonne chère ; sans sortir d'une cuisine ils sont attentifs à considérer les mets qu'on leur prépare, on entend de tous côtés les grands éclats qu'ils y font, ils dévorent les viandes comme le feu dévore le bois. Ce pain qui est l'aliment le plus commun et le plus aisé à trouver, ils l'altèrent et lui ôtent sa force en séparant ce qui nourrit et ce qui soutient davantage, de sorte que ce qui est le plus nécessaire pour la nourriture devient le début de leur sensualité. Le rafinement de leur délicatesse n'a point de borne, les pâtés, les entremets, les confitures font plusieurs pauses dans leurs repas. Un homme de ce caractère est tout bouche ou tout mâchoire. Ceux qui aiment la bonne chère ne font pas réflexion que Dieu a fourni aux hommes toutes les choses dont ils ont besoin pour vivre et pour les conserver, mais que les aliments qu'il leur donne ne sont point faits pour nourrir la sensualité.

Ce n'est point la rareté des viandes qui fait que les corps s'entretiennent et se fortifient, au contraire, on sait par expérience que ceux qui vivent de viandes communes sont plus sains, plus forts et plus robustes. Les valets le sont d'ordinaire plus que les maitres et les paysans plus que leurs seigneurs. Ils ont même souvent plus de prudence et plus d'esprit ; comme l'on sait que les philosophes excellent sur les riches parce que leur esprit n'est point opprimé et abruti par les viandes et les plaisirs. Quand on mange au delà du nécessaire le corps en est accablé, la santé en demeure intéressée, l'âme devient languissante et paresseuse, le corps sujet à une infinité de maladies.

Les gens qui en usent de la sorte ressemblent à des

pourceaux ou à des chiens plutôt qu'à des hommes. Ils se pressent tellement pour se remplir que leurs deux joues s'enflent et rendent leur visage monstrueux, la sueur en découle de tous côtés, parce que l'excès avec lequel ils mangent le gonfle et leur ôte la respiration, ils mangent avec tant de précipitation et une avidité si indécente qu'il semble que leur ventre est un réservoir où ils font un amas de provisions pour longtemps au lieu de penser à se nourrir.

L'excès en quelque matière que ce soit est toujours blâmable, l'excès des viandes ne se peut pardonner en aucune manière. La gourmandise est un usage immodéré des aliments et selon l'étymologie grecque une rage du gosier.

La soif.

Pendant les fortes chaleurs de l'été, notre organisme se trouve soumis à un besoin impérieux qui s'appelle la soif, les modifications introduites dans notre économie sous l'influence de la chaleur portent non seulement sur la respiration, la circulation, mais encore sur les fonctions digestives. Par suite des pertes d'eau que le corps fait continuellement par les organes sécréteurs, par la peau, les liquides nécessaires aux sécrétions rafraîchissantes, manquent aux voies digestives ; la bouche, le pharynx se dessèchent, le suc gastrique diminue, d'où inappétence, soif, dyspepsie et constipation.

En un mot les fonctions de la peau étant plus actives, il y a plus de sueur et moins d'urine. C'est le contraire qui se passe en hiver, où les fonctions de la peau se ralentissent au profit des sécrétions rénales.

Notre organisme est donc privé en été d'une certaine quantité de liquide qu'il s'agit de lui restituer, quantité qu'on peut évaluer à un ou deux litres, en vingt-quatre heures.

Les boissons qui servent à apaiser la soif peuvent se diviser en boissons aqueuses, en boissons fermentées et en boissons aromatiques.

De toutes les boissons, l'eau est celle qui calme le mieux la soif ; les boissons acidulées irritent le larynx et troublent la digestion, les boissons fermentées n'apaisent la soif que momentanément et déterminent une réaction consécutive de chaleur et de sécheresse ; mais si l'eau constitue une boisson naturelle, son usage est cependant astreint à certaines règles d'hygiène qu'il serait imprudent d'enfreindre. Ainsi, l'eau froide absorbée quand le corps est échauffé, que l'estomac est vide et que la quantité ingérée est trop considérable, peut déterminer des troubles stomacaux et intestinaux caractérisés par des vomissements, de la dyspepsie, de la gastralgie, des coliques, de la diarrhée et une atonie générale.

On cite même des cas de mort survenus par syncope.

L'ingestion de l'eau froide est moins nuisible quand l'estomac contient des aliments ; elle agit moins directement sur les muqueuses et s'échauffe par son mélange avec la masse chymeuse.

Il en est de même quand elle est avalée par petites gorgées et conservée un instant dans la bouche, car elle perd alors une partie de sa froideur, en parcourant le pharynx et l'œsophage.

L'eau chaude, en congestionnant la muqueuse de l'estomac, active les fonctions de cet organe, excite le système vasculaire, accélère les battements du cœur et s'évapore par la transpiration cutanée qui débarrasse le corps de l'excès de calorique qu'elle lui a communiqué. Les infusions d'espèces aromatiques telles que le thé, le café, etc., paraissent agir de la même manière.

L'eau tiède est fade, ne désaltère pas, frappe d'atonie la muqueuse gastrique, produit de la dyspepsie, des nausées.

Enfin l'eau altérée dans sa qualité, c'est-à-dire celle qui renferme des germes morbides (microbes, bactéries, etc.) produit des affections spéciales et facilite leur généralisation épidémique (fièvre typhoïde, choléra, etc.).

De toutes ces considérations, il résulte que l'eau pure et fraîche passe pour être la boisson la plus propre à désaltérer : absorbée dans l'estomac, mêlée au sang, elle remplace les liquides évaporés, rétablit l'équilibre et éteint la soif. Il ne lui suffit pas seulement d'être pure et fraîche, il faut encore qu'elle soit bien aérée, qu'elle n'ait ni saveur, ni odeur, qu'elle dissolve le savon et cuise bien les légumes secs. La présence d'une petite quantité d'acide carbonique, loin de nuire à ses qualités, la rend non seulement potable, mais encore agréable et même digestive. De là, la vogue bien justifiée du reste de certaines eaux minérales françaises et pour ne citer que les plus réputées, je nommerai celle de Saint Galmier, d'Alet, de Vals, etc.

L'eau a plusieurs origines : on peut recueillir celle qui tombe du ciel, la prendre dans les étangs, les marais et les lacs, aux sources qui jaillissent du sol, dans les ruisseaux, les rivières et les fleuves, ou enfin la puiser dans les profondeurs de la terre. Chacune de ces provenances lui donne des qualités différentes.

L'eau de pluie serait certainement la meilleure, la plus légère, puisqu'elle contient de l'air et même un peu d'acide carbonique, mais avant d'être recueillie, elle perd de sa pureté en coulant sur les toitures, dans les chéneaux et les tuyaux de descente faits avec le plomb.

L'eau des étangs très riche en matières organiques, renferme des gaz odorants et a besoin d'être purifiée. L'eau de source est assurément excellente, mais à la condition que les couches géologiques traversées par elle ne l'aient point altérée.

C'est dans les terrains secondaires, au milieu des roches siliceuses que l'on rencontre la meilleure. L'eau des rivières et des fleuves serait potable, si elle n'était pas exposée à des contacts impurs qui l'altèrent plus ou moins surtout dans la traversée des villes.

La qualité de l'eau de puits dépend beaucoup des couches de terrains qu'elle a traversées. Elle peut renfermer soit des sels calcaires, soit des sels ammoniacaux, dont la présence est due à l'infiltration de débris animaux et végétaux. Quoiqu'il en soit, toutes ces eaux ont besoin d'une purification aussi complète que possible, soit qu'on

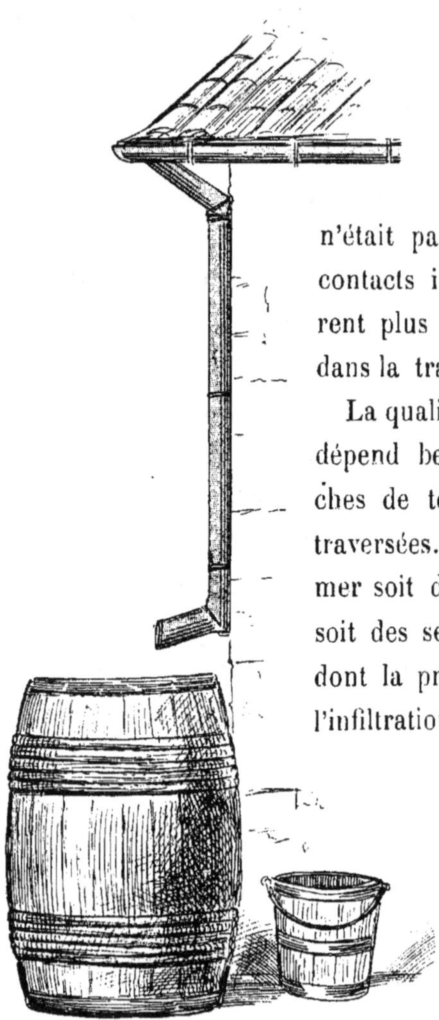

Fig. 26.

ait recours à l'épuration par le repos de l'eau dans de grands réservoirs, ou bien aux divers modes de filtration adoptés par l'industrie (filtres Souchon, Maignien, Chamberland, etc.)

Quand une eau sera suspecte et que ces moyens de filtration feront défaut, il sera toujours prudent de la faire bouillir et de l'aérer ensuite.

Lorsqu'on n'a pas d'eau ou de liquide à sa disposition, soit qu'on se trouve en pleine campagne, soit qu'on se trouve dans la montagne, voici des moyens pratiques de calmer la soif.

Il faut humecter avec de la salive la partie extérieure de la saillie triangulaire placée en avant du conduit de l'oreille, nommé tragus. On éprouve, paraît-il, un soulagement inespéré.

Autre moyen. On maintient dans la bouche un noyau de cerise (ou un petit caillou de silex de la même grosseur). Ce petit objet, que l'on suce comme un bonbon qui ne fondrait jamais, provoque une sécrétion de salive qui rafraîchit assez pour dispenser de boire. Les voyageurs s'en servent ; les soldats qui ont habité les pays chauds en connaissent l'usage.

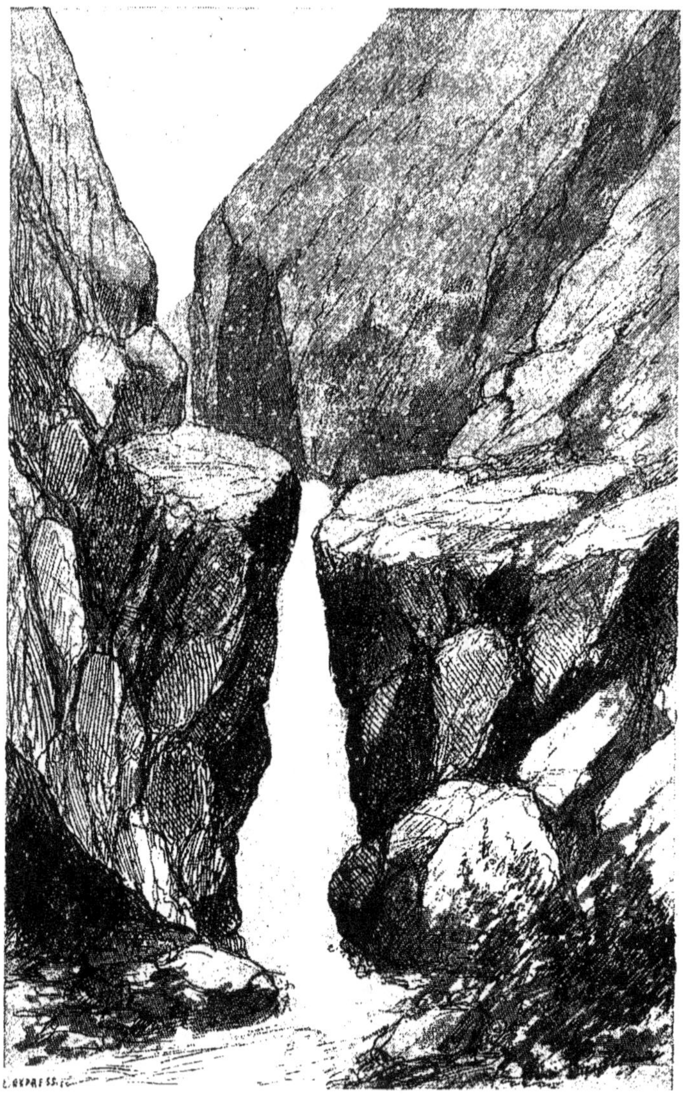

Fig. 27. — Eaux de source.

Pour vivre longtemps. — Les conseils de Léon XIII.

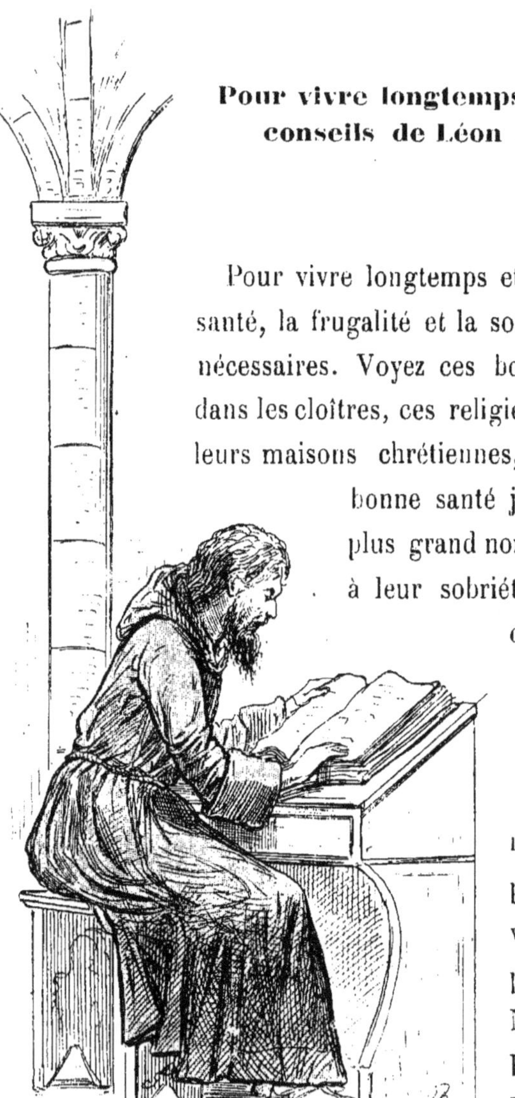

Pour vivre longtemps et en bonne santé, la frugalité et la sobriété sont nécessaires. Voyez ces bons moines dans les cloîtres, ces religieuses dans leurs maisons chrétiennes, de quelle bonne santé jouissent le plus grand nombre. C'est à leur sobriété qu'ils le doivent.

Si vous ne le savez pas, je vais vous l'apprendre. Notre Saint Père le Pape Léon XIII,

Fig. 28.

vient d'écrire, sur le modèle des épîtres d'Horace, un *poème latin en l'honneur de la frugalité.*

Léon XIII est de la grande race des ecclésiastiques italiens parmi lesquels la tradition latine s'est perpétuée intacte, comme une part essentielle de leur patrimoine intellectuel.

Les lettrés d'autres pays ont dû apprendre le latin, certains ecclésiastiques italiens de la famille de Léon XIII ont balbutié la langue d'Horace en même temps que leur idiome national.

La pièce de vers du Saint-Père ne trahit pas le grand âge de son auteur.

Le contenu de ce poème (dont nous donnons la traduction ci-après) nous donne, d'ailleurs, le secret d'une si *rare longévité* ; Léon XIII la doit aux *qualités de sobriété* et *de frugalité* dont il a toujours fait preuve.

L'ART DE VIVRE CENT ANS

Par Léon XIII

—

Epitre à Fabricius Rufus.

—

I

Par quelle nourriture ta vie, libre de maladie et pleine de force, pourra-t-elle fleurir longtemps ? Tel est le savant thème que, en praticien attentif, en disciple rigoureux d'Hippocrate, le bon Ofellus exprimait récemment, de la manière suivante :

Surtout, sois propre. Que, sans luxueux apparat, ta table te présente et nappe blanche et couverts nets. Ordonne que, de ton cellier, les plus purs vins te soient servis : ils mettent la joie dans l'âme et débarrassent des soucis. Pourtant sois sobre, ne crois pas trop en Lyéus et ne crains pas de puiser trop souvent aux carafes d'eau pleines. Cette eau si claire ! nous fut-il accordé un don plus précieux et dont l'homme ferait dans la vie un plus utile usage ?

D'un blé sans tare tu cuiras avec amour tes pains. Les

repas que la poule, ou le bœuf, ou l'agneau t'auront apprêtés, prends-les volontiers : c'est une nourriture profitable aux forces à réparer, mais aie bien soin d'en triturer les viandes. Veille qu'à ces repas ne manquent ni les légumes de condiment, ni les assaisonnements de saumure.

Que les œufs frais fassent l'éloge de ton foyer et nourris-t'en, soit que tu aimes mieux les préparer au feu, sur le plat où ils cuisent, soit que tu trouves plus de saveur à les humer à même la coquille. De quelque manière que tu en uses, crois-moi, là est la saine nourriture.

Ne fais pas moins d'honneur aux grandes coupes de lait, plein d'écume. Le lait t'a nourri, enfant ; vieillard, tu y retrouveras tes forces.

Et maintenant, du miel cuivré au don céleste qu'on apporte un rayon, et que l'Hybla dont tu es avare l'arrose. Fais-toi servir, de ton potager où ils ne poussent que pour toi, et le chou doucereux et le légume tendrement cueilli après sa fleur. Ajoutes-y dans leur maturité les fruits charnus d'une année bien fertile, surtout les douces pommes, les pommes rubicondes, couronnant, en corbeilles, la splendeur de la table.

Enfin, qu'on verse la liqueur que composent les grains torréfiés, ceux qui te viennent de Moka et des rivages de l'Orient. Ton noir café, goutte à goutte, du bord des lèvres, savoure-le : à petits coups, il voloutera ton estomac à souhait.

Pour un repas léger, retiens bien ces préceptes, et sers-t'en sûrement si tu veux te conserver et sain et vigoureux jusqu'à l'extrême soir de la vieillesse.

II

Tout au contraire (ajoutait à ce propos le sagace Ofelus), fuis la gloutonnerie, la mauvaise et cruelle sirène, née pour tromper, née pour perdre les hommes.

Ses préceptes autrement étudiés, les voici : dresser la table avec un luxe outré où resplendissent les tapis et la pourpre. Vois le soin qu'elle a mis à préparer les nappes fines. Là dessus, en bel ordre, elle a rangé les coupes rares, les timbales d'airain, les plateaux, les assiettes et les vases d'argent. La table est fleurie de thym, d'ache et des plus odorantes corolles. Le festin ainsi somptueusement apprêté, d'une voix simulée elle appelle les convives désarmés qui se livrent à elle. Ils entrent dans la salle et acceptent les sièges de velours que sa voix leur désigne.

Là, sans trêve, elle verse les vins exquis dormant dans les bouteilles. Avec elle, on déguste le cécube, le cos et le falerne vieux. Bien mieux : voici les liqueurs distillées avec un art exquis, spiritueux divers qu'elle leur verse avec largesse.

A l'envi les convives humectent leur palais, et à l'envi

s'emplissent jusqu'aux dents de succulents gâteaux.

Or, voici qu'apparaît le porc de Lucanie, abondamment épicé au poivre mordant et à la fausse olive. Voici le lièvre au gras civet, et le foie blanc de l'oie, et les grives rôties et les palombes blanches. Aux viandes succèdent les poissons : c'est le turbot purpurai, ce sont les fraîches huîtres aux écailles béantes, et ce sont les écrevisses et les murènes, nageant de pair dans les grands plats.

Les yeux s'ouvrent émerveillés et les bouches béantes se repaissent. Jusqu'à satiété, de tout l'on mange. Enfin, le vin ayant gonflé les veines à les rompre, alourdis par les mets, les convives se lèvent, hésitant à marcher dans la salle, mêlent à d'insensés propos des coups dangereux, et, l'âme délirante, finissent par tomber.

Joyeuse de son jeu, la gourmandise rit. Elle a mis le comble à ses vœux et s'amuse, artisane fidèle de la honte, à voir ses malheureux convives chanceler sur le gouffre comme des matelots en danger de périr sur la mer en furie.

Et maintenant, tout à coup, voici des sueurs froides, et la bile excitée qui, par de larges effluves, passe du foie à l'estomac. Les flancs se tordent et, en d'affreuses convulsions, bouleversent le ventre. Les membres tremblent, incertains, stupéfiés, les visages pâlissent.

Ainsi brisé, n'en pouvant plus, le corps exhibe sa mi-

sère. Que peut vouloir encore sa gloutonne maîtresse?
O honte! dans ce corps abattu, essayera-t-elle encore
(tant son audace est grande) d'éteindre l'âme immortelle,
cette parcelle du souffle même de Dieu.

LÉON XIII.

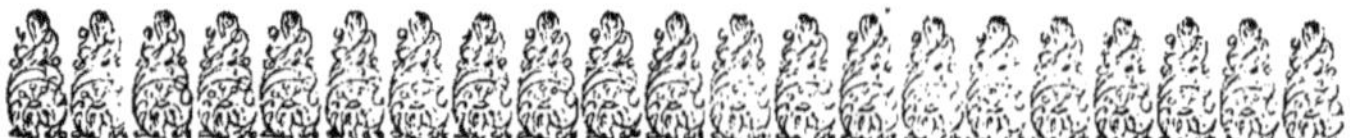

CHAPITRE V

LA PEAU — LES SOINS DE LA PEAU

La peau se compose de deux couches superposées ; le *derme* en dessous, et l'*épiderme* en dessus. Entre l'épiderme et le derme se trouve le pigment, matière qui donne à la peau sa couleur, et qui forme ainsi une troisième couche.

Le soleil, par son action sur les nombreux petits vaisseaux placés sous la peau, détermine ce qu'on nomme coup de soleil. Le froid, par contre, y détermine, dans certains cas, des affections d'une autre nature. La malpropreté ou certains vices du sang causent les maladies de la peau, telles que la gale, les dartres, etc.

Le tissu de la peau, vu au microscope, rappelle celui de l'éponge. On y remarque, comme dans celle-ci, de nombreux trous ou pores ; les uns servent à l'écoulement de la sueur, liquide sécrété par des glandes spéciales ; d'autres livrent passage à la matière grasse qui entretient la souplesse de la peau.

Une partie de ces ouvertures correspondent à de petits sacs qui sécrètent la matière des poils. Cette matière une fois en dehors prend de la consistance et n'a point de sensibilité ; elle est constamment poussée par de nouvelles sécrétions qui la chassent, et c'est ainsi que s'allongent et croissent tous les poils. Les cheveux et les poils changent de couleur avec l'âge, passant d'abord au gris, puis au blanc. Cela tient à l'altération de la matière liquide contenue dans le cheveu. La barbe, les cheveux, doivent être entretenus soigneusement, c'est le plus sûr moyen de se préserver de ces insectes incommodes qui recherchent de préférence les têtes malpropres.

La peau, notre enveloppe, suit toutes les formes, les saillies et dépressions formées par nos organes. Mais il est des points où elle a une limite, ce sont les divers orifices ; bouche, narines. yeux, oreilles, etc. etc., dans lesquels la peau perd un caractère ordinaire d'aspect, de constitution, de rôle et se transforme en une sorte de peau intérieure qui prend le nom de muqueuse.

L'épaisseur de la peau est très variable : très faible aux paupières, au pavillon de l'oreille, elle augmente beaucoup dans les points où s'exercent des pressions prolongées. Il suffit de comparer, pour s'en convaincre, la peau de la paume de la main et de la plante des pieds à celle du dos de ces mêmes organes, celles du cou en avant et en arrière, etc.

La peau est douce, d'une résistance et d'une élasticité considérables, comme on le voit dans certains accidents ou violences, dans la grosseur où elle se laisse graduellement distendre beaucoup pour revenir ensuite à sa forme première, si la limite de l'élasticité n'a pas été dépassée, auquel cas il se fait des recherches laissant des traces caractéristiques. Ne voit-on pas aussi une large blessure par un instrument tranchant, présenter une ouverture peu en rapport avec la largeur de ce dernier ?

La couleur de la peau pourrait donner lieu à beaucoup de considérations. On s'est servi de ce signe pour diviser les races en blanche et noire, jaune et cuivrée.

Cette couleur est indépendante des climats, c'est-à-dire que le nègre reste nègre dans les pays de races blanches, et inversement, ce qui prouve l'absence d'influence climatérique ; la couleur a une cause anatomique résidant dans la présence de matières colorantes, pigmentaires dans la peau elle-même. Je ne nie pas l'influence du soleil dans l'accentuation de ces pigments.

Ainsi on a très bien observé que le nègre, à sa naissance, n'est pas aussi noir qu'il le sera quelques jours

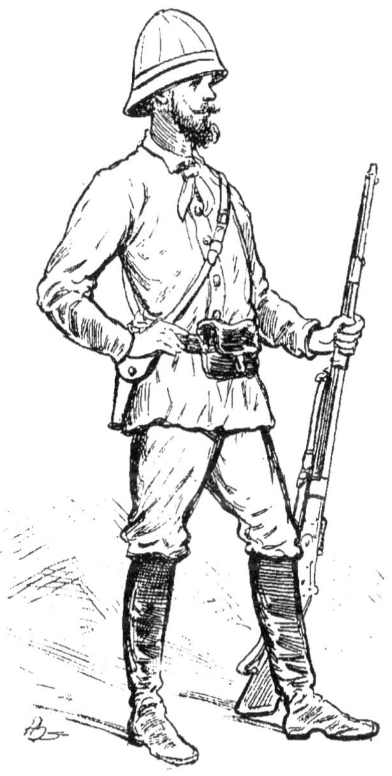

Fig. 29. — Race blanche.

après que la lumière aura exercé son action sur les matières colorantes déjà existantes.

La peau n'est pas aussi unie qu'elle paraît l'être ; à sa surface existent en effet une multitude de plis, de sillons,

de saillies très petites, d'orifices extrêmement nombreux:
elle est recouverte par des poils très nombreux, très mar-

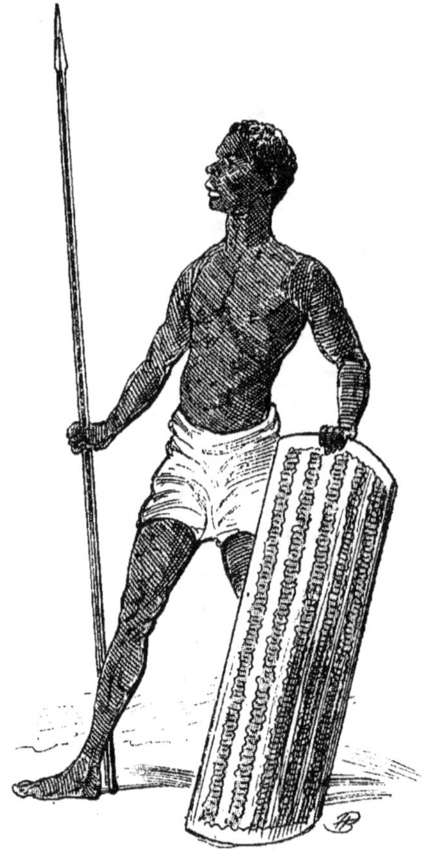

Fig. 30. — Race noire.

qués, en certains point à l'état rudimentaire et presque
invisibles sur d'autres.

Les plis de la peau sont dûs à plusieurs causes ; d'abord

à l'action répétée de certains muscles et de certains
mouvements comme on le voit au front, à la base du

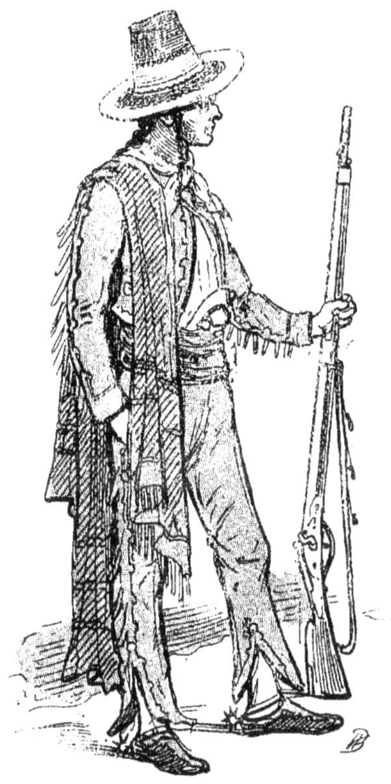

Fig. 31. — Race cuivrée.

nez, à la face en général. Ce sont ces plis qui finissent
par devenir permanents qui donnent les expressions si
différentes de la physionomie. Ce sont là des rides qui
ne sont pas produites par la vieillesse. Ces dernières en

effet ne sont que le résultat de la disparition de la graisse qui double la peau.

Il existe des plis intéressants, très superficiels et bien

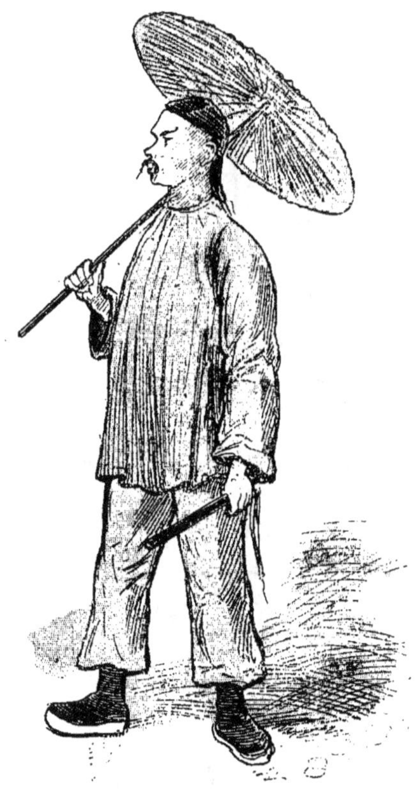

Fig. 32. — Race jaune.

réguliers sur la pulpe des doigts par exemple, très facile à voir,surtout avec une loupe ordinaire. Ce sont des sillons formés par la présence de saillies bien multipliées qui sont le siège des impressions du toucher, les papilles, très nombreuses partout, le sont surtout aux doigts, à la paume des mains, où elles sont disposées régulièrement, tandis que sur le reste du corps elles sont si rapprochées qu'elles se touchent et ne sont visibles qu'au microscope.

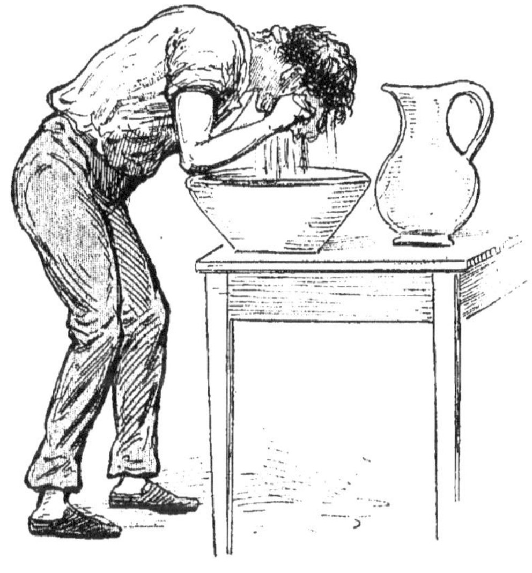

Fig. 33.

Il y a d'autres saillies à la base de chaque poil qui sont à peine visibles et sensibles; cependant une impression de froid, une émotion vive les rendent plus apparentes ; c'est le phénomène appelé chair de poule.

Enfin, la peau est criblée littéralement de petits orifices peu visibles à l'œil nu qui constituent l'embouchure des conduits glandulaires, soit sébacés soit sudoraux.

Tel est l'aspect de la surface de la peau, surface bien plus compliquée qu'elle ne le paraît, après un examen superficiel, et d'autant plus intéressant à étudier.

Comme structure, la peau se compose de deux parties, l'épiderme et le derme, très étroitement unies, et que l'on voit se séparer quelquefois, lorsqu'on applique un vésicatoire par exemple.

La sensibilité de la peau est due, ainsi que je l'ai déjà dit, à la présence de papilles extrémement nombreuses, de 75 à 130 par millimètre carré, de forme et de volume variés, renfermant toutes, outre les artères et veines destinées à leur nutrition, un petit corps nerveux composé de filets nerveux enroulés sur eux-mêmes.

Les papilles ont pour destination de multiplier la surface sensitive de la peau et lui donner ses propriétés particulières qui constituent le sens du tact.

* *

Les soins à donner à la *peau* sont aussi d'une importance capitale car elle a des fonctions essentielles. Elle absorbe de l'oxygène, avale de l'acide carbonique, de plus elle donne issue à la sueur ; quand elle est recouverte de poussière, de crasse, il est évident que son fonctionnement est entravé.

Il faut donc éviter la *malpropreté*.

La propreté des vêtements et du corps est indispensable au maintien de la santé.

Les gens malpropres sont inexcusables. Il y a de l'eau partout et elle ne coûte rien. Usez-en donc largement. Lavez-vous tous les jours la figure, les mains, les pieds, en employant hardiment l'eau froide été comme hiver. Cette pratique vous fortifiera et elle endurcira votre corps contre l'intempérie de l'air et des saisons.

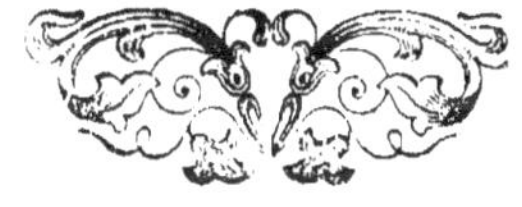

CHAPITRE VI

e bain est un moyen hygiénique ou thérapeutique destiné à mettre tout ou partie du corps en contact soit avec de l'eau ordinaire, soit avec de l'eau chargée de substances médicamenteuses, soit avec des vapeurs aqueuses minérales ou aromatiques.

Dans l'antiquité les bains eurent une remarquable importance ; chez les Romains en particulier ils furent l'objet d'un luxe inouï. L'origine de cet usage remonte très loin, aux premiers âges sans doute, car de nombreux documents historiques attestent que les bains étaient alors déjà usités ; ainsi dans le voisinage des gymnases grecs il existait des bains publics.

Les Grecs furent de beaucoup dépassés par les Romains ; ceux-ci se baignèrent d'abord simplement dans le Tibre, mais lorsque la République eut étendu ses conquêtes ils élevèrent des palais somptueux où tous les arts apportèrent leur tribut, ce fut un tel amoncellement de richesse qu'on serait tenté de ne pas y croire si les derniers vestiges de tous ces monuments n'étaient là pour en fournir la preuve irrécusable.

Les bains publics, vastes édifices, comprenaient un réservoir central nommé aquarium, alimentant tous les bains établis autour de cette pièce, il y avait des bassins d'eau chaude, tiède et froide. Les bains chauds comprenaient l'eau chaude, les vapeurs chaudes ou l'étuve sèche. Le bain d'eau chaude se prenait dans une baignoire où plusieurs personnes pouvaient se tenir, voire même s'exercer à la natation ; on quittait ce bain pour se rendre dans une salle nommée *frigidarium* où après avoir été essuyé on respirait l'air frais.

Enfin il y avait la *piscine*, destinée comme aujourd'hui aux bains froids ; en en sortant on se faisait frotter, racler la peau avec le strigil, essuyer et oindre d'huiles simples qui, dans la suite, devinrent bientôt parfumées puis on allait se revêtir dans une salle spécialement destinée à cet effet. Ordinairement le bain se prenait avant le repas mais parfois aussi après ; un certain médecin disait que les bains fort chauds pouvaient favoriser la coction des aliments.

De nos jours dans certaines nations, l'Egypte, l'Inde,

la Russie, etc., cette manière antique de prendre les bains est encore conservée, bains chauds, étuves humides et sèches et bains froids ; mais ce qui différencie ces bains de ceux des anciens c'est la pratique du massage. En France et chez d'autres peuples encore où les pratiques d'hygiène sont à peu près semblables on peut diviser les bains en deux grandes catégories : bains entiers, bains partiels.

Bains simples ou tièdes.

On donne communément cette dénomination aux bains tièdes dont la température varie de 30 à 35 degrés. Le corps qui y est plongé n'éprouve aucune sensation de fraîcheur ou de chaleur, les deux grandes fonctions cutanées restent donc en équilibre ; c'est le type du bain de propreté. Pour ce qui est de leur durée elle varie avec le tempérament et l'âge des individus, elle sera courte chez les enfants, les convalescents, les cardiaques et les vieillards, prolongée chez les nerveux et dans le cas où l'on cherche à se remettre d'une dépense musculaire excessive.

Bains chauds.

Le bain chaud d'une température variant de 35 à 45 degrés est employé comme révulsif ; il exerce, en effet, une action directe sur la circulation générale. Celui qui prend ce bain éprouve des phénomènes divers en même temps qu'il ressent une chaleur vive, sa peau rougit, son visage s'enflamme et il transpire abondamment, le pouls, d'abord fréquent et élevé, s'affaiblit et bat très irrégulièrement.

En même temps le baigneur ressent des étourdissements, des palpitations, est pris d'une soif ardente et il serait dangereux de prolonger la durée du bain. Une fois sorti, une sueur abondante l'inonde et le pouls revient peu à peu à l'état normal tandis que la chaleur se dissipe. Mais le sujet reste faible et a perdu beaucoup de son poids. Le bain chaud est donc débilitant, il convient d'y avoir recours seulement lorsqu'il devient nécessaire de produire une vive excitation de la peau.

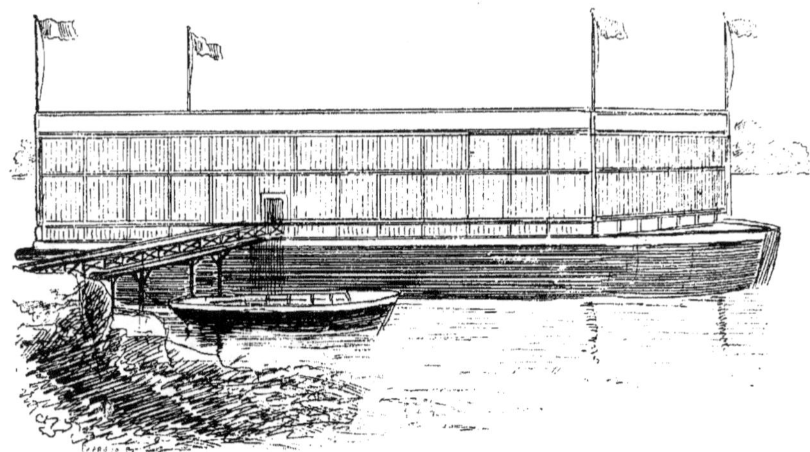

Fig. 34. — Établissement et bains froids.

LES BAINS FROIDS. — LES BAINS DE MER

On peut les prendre pendant l'été, en pleine eau, dans les fleuves, les rivières ; on ne les prendra jamais dans les eaux de source, à cause de leur froid glacial, ni dans les eaux stagnantes. On évitera de les prendre à la suite des orages, car ceux-ci, en troublant les eaux, les chargent de sels terreux et de matières organiques en décomposition. On ne doit jamais prendre un bain froid quand on est en transpiration, ni trop tôt après un repas. Quant à la durée du bain, 15 minutes suffisent aux tempéraments affaiblis ou nerveux, et 40 minutes conviennent aux bonnes constitutions. Après le bain, il faut s'essuyer fortement et se livrer à un exercice modéré, pour favoriser cette reprise de vitalité qui s'opère à l'intérieur.

Ces sortes de bains qui tonifient puissamment l'organisme, conviennent aux personnes affaiblies par de longues maladies. Un ou deux bains par semaine sont alors suffisants. Une personne en santé pourra en prendre trois ou quatre.

Les bains de mer produisent des effets plus prononcés que les bains d'eau douce, soit en raison des sels et des matières organiques que leur eau tient en dissolution, soit à cause de l'action mécanique des vagues sur le corps. Généralement, ils conviennent aux personnes qui souffrent de troubles nerveux ainsi qu'aux tempéraments débiles.

L'après-midi, trois heures au moins après le déjeuner, est le moment le plus favorable pour prendre le bain de mer. Sur les côtes de l'Océan, on évitera de prendre le bain à la marée basse ; à ce moment, l'eau boueuse et chargée de matières étrangères peut avoir des propriétés très nuisibles. La marée montante offre l'incontestable avantage de prendre le bain sans danger, la vague poussant toujours, à cette heure, vers la plage, ce qui lui fait obstacle ! mais, malheureusement, la mer se couvre alors d'une écume épaisse et sablonneuse qui irrite la peau et détermine souvent une surexcitation nerveuse ou bien un sentiment de malaise ou de courbature. La marée descendante offre une eau plus claire et plus chaude qu'à toute autre heure de la journée, mais, en revanche,

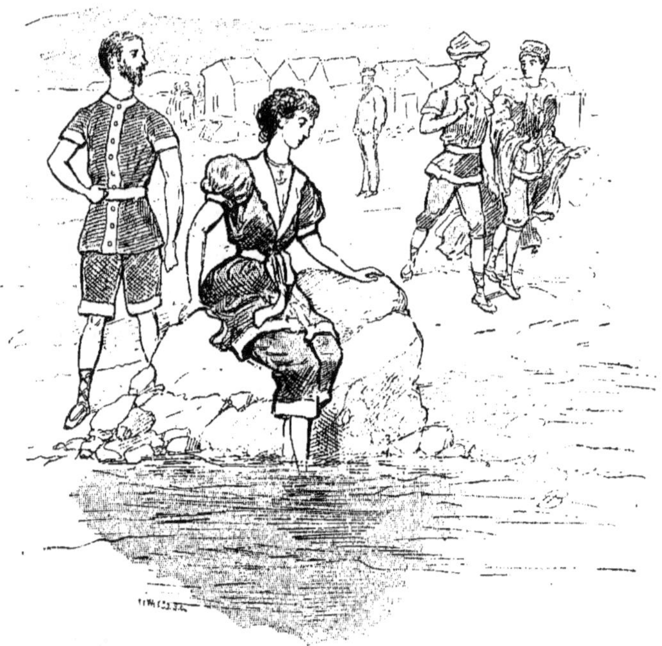

Fig. 35. — Les bains de mer.

elle est pleine de danger, car elle entraîne brusquement tout ce qui s'oppose à son mouvement rétrograde. De toutes ces considérations, il résulte que le meilleur moment pour prendre son bain, est celui où la mer est étale.

L'eau alors est plus limpide, comme aussi plus calme.

On ne se baignera pas quand le corps est en sueur, à la suite d'exercices violents. On n'attendra pas non plus pour rentrer dans l'eau, que le corps soit complètement refroidi, de même qu'on ne devra jamais prendre le bain après un repos prolongé ; l'énergie est indispensable au corps, afin de réagir contre l'action du bain froid. On se promènera donc quelque temps sur la plage avant d'entrer dans l'eau, quand on aura pris le costume de bain.

La meilleure manière de prendre le bain est d'entrer résolûment dans l'eau. Pour prévenir un sentiment d'oppression très pénible, qu'éprouvent certaines personnes, lorsque l'eau arrive au creux de l'estomac, on doit se frotter cette partie du corps avec un peu d'huile ou de cérat, un moment avant de prendre le bain. Un petit tampon de coton, légèrement imbibé d'huile d'amandes douces, et placé dans l'oreille, empêchera l'eau de s'y introduire ; du reste il serait facile de l'éponger, au moyen d'un petit tampon de ouate. La durée du bain de mer ne saurait être absolument fixée ; elle peut varier depuis quelques minutes jusqu'à une demi heure et plus. Toutefois, en règle générale, on peut dire que les enfants, les femmes et les vieillards ne doivent guère rester dans l'eau plus de 5 ou 10 minutes, et, en tout cas, ne jamais dépasser un quart d'heure. — On doit sortir de l'eau aussitôt que l'impression qu'on y éprouve cesse d'être agréable : on évitera de s'y laisser surprendre par des frissons.

— Un bain de pieds, légèrement chaud, pris quand on est rentré dans sa cabine, est très recommandé.

Une promenade en plein air ou bien un peu d'exercice chez soi est nécessaire après le bain et les soins de la toilette terminés. En dernier lieu, nous recommanderons au baigneur de ne manger qu'une demi heure au moins après qu'il est sorti de l'eau.

BAINS DE MER CHAUDS

C es bainspeuvent être pris en toute saison. Leur température varie de 20 à 35 degrés. On ne doit pas les prolonger au-delà de 30 à 45 minutes, et, pendant ce temps, on les maintiendra à une température aussi égale que possible. On se mettra en garde contre cette sollicitation au sommeil que produit le bain chaud, on s'exposerait à se noyer. On n'oubliera pas que le bain chaud introduit dans l'économie une plus grande quantité d'eau que le bain froid. Si le corps absorbe l'eau du bain, il dégage, en même temps, des effluves trop souvent pernicieux, qui se mêlent au liquide, et sont inévitablement absorbés par les êtres délicats et impressionnables. Ces considérations devraient détruire la déplorable habitude de certaines personnes qui se baignent successivement dans la même baignoire, et surtout celle des mères qui se baignent avec leurs jeunes enfants. On peut diminuer le refroidissement du liquide, en recouvrant la baignoire d'un drap. Pour maintenir dans le bain le même degré de chaleur, on y ajoute, de temps en temps, de l'eau chaude. Si le malade vient à se sentir faible, à éprouver des maux de tête très forts, s'il est très oppressé, suspendez le bain.

On doit faire attention à ce qu'un malade ne prenne un bain que lorsque sa digestion est faite, 3 heures au moins après le dernier repas. A la campagne, quand on n'a pas une baignoire, on peut prendre les grands bains dans un cuvier ou un tonneau.

BAINS DE MER EN BAIGNOIRE

Ces sortes de bains doivent être pris, au début, à la température de 10 à 12 degrés centigrades, température ordinaire de l'eau de source ; progressivement, on abaissera cette température, car l'eau doit être beaucoup plus froide. Avant d'entrer dans l'eau, on fera bien de se mouiller préalablement la poitrine et la figure. Pour éviter le saisissement, qui s'empare de celui qui entre dans un bain froid, nous recommanderons la méthode suivante : On s'étend au-dessus du bain, en se soutenant par les mains, qui portent sur chaque bord, et en appuyant les pieds à l'extrémité de la baignoire ; alors, on plie le corps et on se laisse couler entièrement dans l'eau, laissant entrer d'abord le bassin, puis les pieds et la tête, et on reste sous l'eau autant qu'on peut tenir sa respiration. Le premier bain ne doit pas, en durée, dépasser une minute ; dans la suite, il ne se prolongera pas au-delà de 5. On aura soin, pendant son séjour dans l'eau, de se frictionner les différentes parties du corps. A la sortie du bain, on s'essuie promptement, on s'habille chaudement, puis on fait une marche avec vitesse.

.·.

A propos de bains, permettez-moi de vous donner un conseil. Comment devez-vous faire prendre des bains de mer à vos petits frères ou à vos petites sœurs.

Tout d'abord il est nécessaire d'habituer les enfants pendant trois ou quatre jours à l'air marin avant de leur laisser prendre des bains. Il est absolument nécessaire d'entraîner les petits malades, en leur donnant un bain de mer chaud dont on dégrade peu à peu la température. Je recommande de faire faire aux enfants un peu d'exercice avant le bain et de les conduire à pied à la plage.

La meilleure heure est soit vers 11 heures, soit vers 3 heures ; jamais le matin à jeun. On choisira le moment de la marée montante parce que la lame s'échauffe au contact du sable tiédi par le soleil.

Le bain doit être court, d'une à trois minutes. Il est indispensable que l'enfant aille, vienne, joue, s'agite dans l'eau, car c'est le meilleur moyen de ne pas avoir de refroidissement. Pour le faire sortir, on ne doit pas attendre qu'il frissonne, que ces dents claquent ou qu'il ait la chair de poule. A la sortie, il sera frictionné, puis habillé et ramené au domicile à pied, à moins qu'on ne préfère le laisser courir sur le sable.

.·.

Le docteur pourra vous recommander les *bains de soleil* si vous êtes faible et anémique. Il est bon de se promener et de rester longtemps au soleil.

De même qu'une plante privée de soleil pâlit et s'étiole, a besoin des rayons réchauffants de l'astre qui nous éclaire, de même une personne anémique y trouvera un moyen thérapeutique capable d'activer sa circulation et d'augmenter les globules rouges du sang. Avoir soin de préserver la tête des rayons du soleil au moyen d'une ombrelle.

Les bains de sable.

Les Allemands qui, du côté de la science sont d'une force remarquable, — et c'est le terrain sur lequel toutes les conciliations sont possibles et intéressantes — en font, depuis quelques années, un fréquent usage ; séduits par leur méthode nos plus célèbres praticiens en demandent, aujourd'hui, l'application dans nos hôpitaux.

Il faut savoir que le bain de sable agit un peu comme l'air sec des étuves ; mais il pompe la sueur et l'action est plus complète. Aussi l'évaporation cutanée produit-elle une réfrigération favorable.

L'afflux des liquides vers la peau et la rubéfaction sont plus considérables que dans toute autre pratique balnéaire. Enfin, et c'est là le point capital, le sable peut être chauffé à des températures différentes dans le même bain, de sorte qu'il est loisible de distribuer à volonté l'agent thérapeutique sur telle ou telle région du corps.

Voici du reste le procédé :

Le malade est enfermé dans un appareil assez grand pour y être immergé jusqu'au cou.

On place un drap sur le sable pour conserver la chaleur et dans la saison estivale, il est loisible d'opérer en plein air. Le sable est porté à la température de 61° cen-

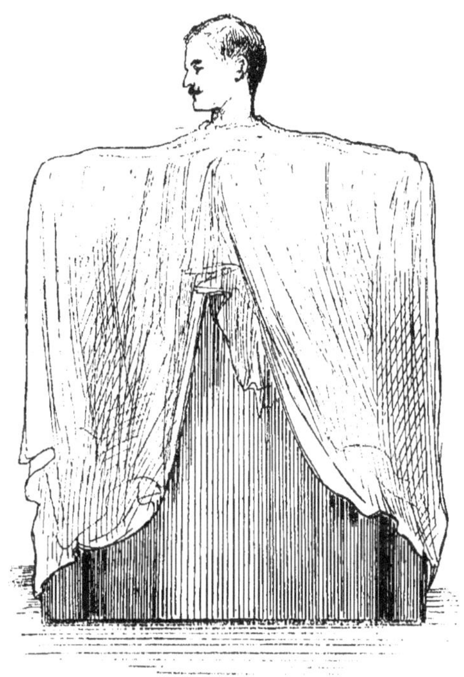

Fig. 36. — Bains de sable.

tigrades et les malades peuvent rester dans ce bain d'une demi-heure à une heure. Les sueurs profuses viennent vite et les sujets perdent à la suite de 1 kilog. à 1 kilog. 1/2.

Selon le dispositif du docteur allemand ce traitement

serait très efficace contre les rhumatismes, les affections tuberculeuses, les maladies du système vasculaire, rachitisme, sciatique, hydropisies, maladies cardiaques et arthrites déformantes.

Dans ce dernier cas, particulièrement, la constatation du traitement est des plus suggestives. Sur une vingtaine de malades traités par ces bains de sable, la guérison a été surprenante. Il y aurait un livre à écrire sur ces Bains de Sable qui ont été connus de toute antiquité. En Italie, à Ischia ; en France, à Arcachon, en Bretagne, aux environs d'Auray, au nord du Rhône, le traitement des maladies par le sable échauffé au soleil avait déjà donné des résultats très appréciables.

Mais c'est encore le chauffage artificiel adopté par les médecins allemands et par M. Suchard, à Laveyr, près du Rhône, où l'on donne des milliers de bains par an, qui est le plus efficace.

Et c'est en raison des résultats surprenants obtenus par ce mode de traitement, peu coûteux et d'une pratique facile, que nous voudrions surtout le voir adopté dans nos hôpitaux.

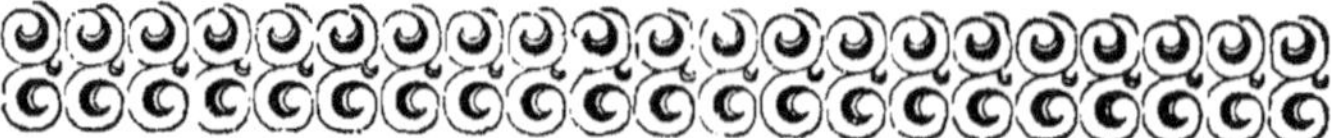

CHAPITRE VII

LE POISON DE LA SUEUR

D'abord le fait brutal. Un jeune homme rentre chez lui venant d'un bal où il avait eu très chaud. Son père, un savant et un chercheur, car il faut être à la fois l'un et l'autre pour concevoir une idée pareille, exprime la sueur de son gilet de flanelle et l'inocule sous la peau de plusieurs lapins. Au bout de peu de temps, les lapins mouraient. Donc le produit de la transpiration de l'homme contient un poison.

Renouvelant l'expérience avec de la sueur prise dans un gant de jeune fille, le même observateur obtint le même résultat. Donc le liquide rejeté par la peau de la femme ne vaut pas mieux que celui de l'homme.

Il faut remarquer ici qu'il s'agit de la sueur propre

d'individus sains. Ce n'est pas sur des loqueteux ou dans un hôpital que la constatation a été faite. C'est par elle-

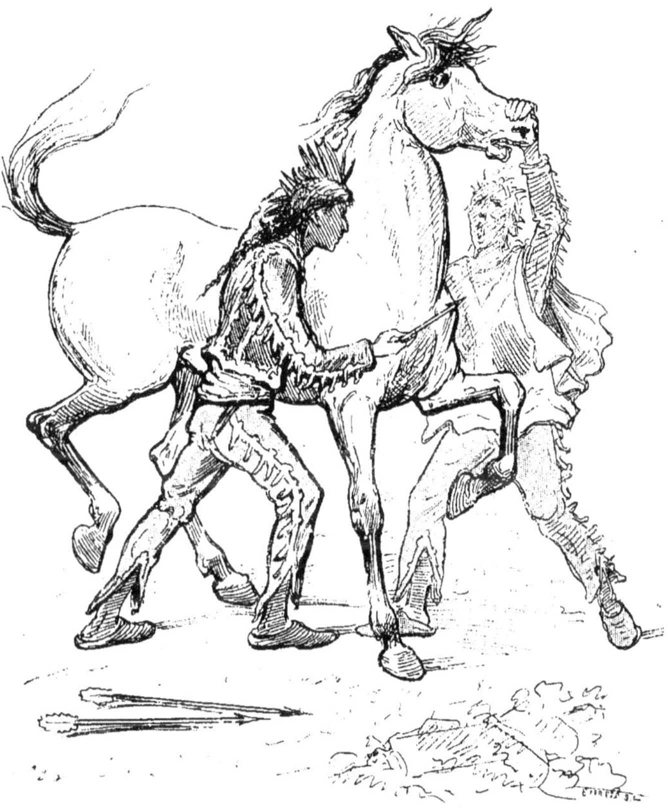

Fig. 37.

même que la sueur est vénéneuse. Du reste, M. Berthelot nous apprend que certaines peuplades anciennes empoisonnaient la pointe de leurs flèches avec la sueur prise sous l'aisselle de leurs chevaux et qu'aucun poison n'était plus terrible que celui-là. Chacun sait, d'ailleurs, qu'il est malsain de se vêtir de linge mouillé par la transpiration, le contact avec la peau et même le contact des deux épidermes en moiteur, n'entraîne pas nécessairement de conséquence fâcheuse, mais la moindre écorchure peut donner passage au venin et causer des désordres locaux ou généraux.

Une remarque très importante à un point de vue particulier est la suivante : La sueur d'un individu est d'autant plus vénéneuse qu'elle succède à une plus grande fatigue. C'est une excellente excuse pour les paresseux. La peau d'un homme assis dans un bon fauteuil et qui transpire uniquement parce qu'on est en été et qu'il fait chaud, secrète moins de poison que celle du chemineau parcourant la grande route poudreuse sous un ardent soleil.

Ce détail semble prouver que les pores de la peau servent à débarrasser le corps des poisons qui s'y forment. Tout récemment on vient de démontrer que les seins accomplissaient aussi cette fonction. Mais tandis que les seins détruisent en les décomposant les poisons contenus dans le sang, les pores de la peau les rejettent au dehors tels qu'ils se sont formés, ce serait la seule différence. La transpiration dont le rôle consiste à rafraîchir le corps par une évaporation superficielle, aurait donc aussi pour effet de purifier les tissus d'où viennent ces poisons, et quelle est leur nature ? Ils proviennent surtout des contractions musculaires, et on les appelle des *ptomaïnes*. Ce nom leur vient de leur analogie avec ceux qui naissent après la mort lorsque commence la décomposition : leur nom dérive du mot grec *ptoma* qui signifie *cadavre*.

L'existence de ces poisons et leur influence fâcheuse est bien souvent mise en évidence. Les animaux qui servent à notre nourriture, lorsqu'ils sont fatigués ou qu'ils ont subi de mauvais traitements, produisent sur notre tube digestif des effets fréquemment désagréables, un lièvre longtemps poursuivi par le chien et tué après une course folle prolongée causera presque toujours des dérangements de corps aux amateurs de civet. Les bouchers ont bien soin de laisser reposer les bœufs et les moutons qui ont beaucoup voyagé, avant de les sacrifier.

Enfin l'exemple des crustacés est plus frappant encore.

Chaque été il y a dans les grandes villes de l'intérieur, à Paris surtout, un certain nombre d'empoisonnements par les langoustes et les homards. Des enquêtes ont été faites pour trouver la cause du mal. On

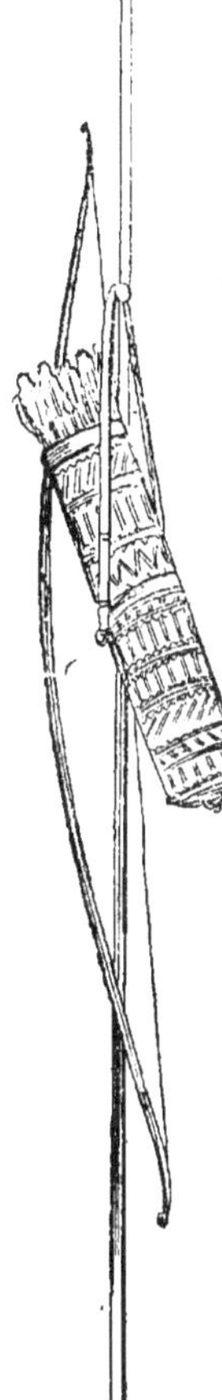

Fig. 38.

a dit que ces animaux étaient nourris avec des matières corrompues dans les viviers où on les conserve. Ce n'est pas la raison, puisque, même en liberté, c'est leur régime ordinaire. On a prétendu que l'eau des viviers ou l'eau

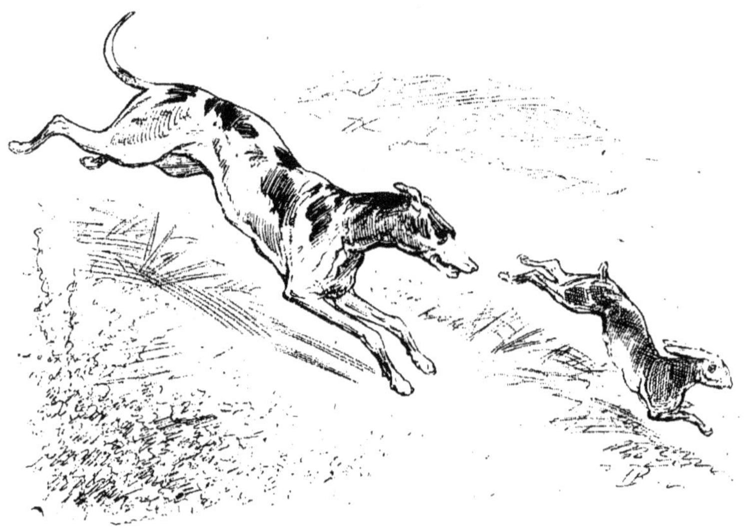

Fig 39.

douce dans laquelle on les avait fait cuire était malsaine. Cette seconde raison ne vaut pas mieux que la première, car les langoustes et les homards sont tout entier enveloppés d'une carapace dont les joints ne laissent pas pénétrer l'eau à l'intérieur. La vraie cause c'est la souffrance et la fatigue éprouvée par les animaux secoués dans des paniers exposés à la chaleur, et subissant une lente asphyxie. La chair devient malsaine comme si l'animal était mort depuis trop longtemps. Ces poisons gênants dans le corps sont sans doute la cause des impressions désagréables ressenties par nous quand nous sommes fatigués. Une lassitude légère se repose vite parce que la *ptomaïne* disparaît rapidement par l'action des reins ou de la peau. Un plus complet épuisement des forces exige un temps plus long pour l'évacuation du poison.

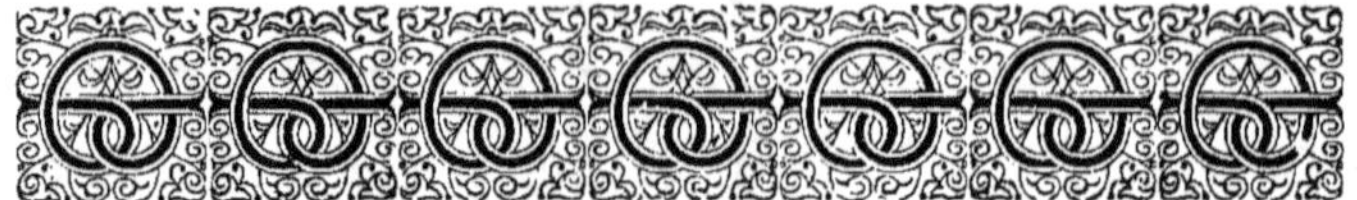

CHAPITRE VIII

LA CHEVELURE

oute l'hygiène de la chevelure réside dans les conditions d'organisation et d'entretien de la santé générale, dans les soins de propreté locale et d'aération des cheveux. La race, la famille, l'hérédité ont encore leur rôle : le coiffeur, la modiste, le chapelier en ont un autre qui tourne au détriment de la nature. Ces sages paroles de Michel Lévy, prononcées déjà il y a de nombreuses années, sont toujours vraies, et nous allons voir combien l'observation des simples préceptes qu'elles contiennent est le moyen le plus sûr de conserver une belle chevelure, tandis que les moyens artificiels, trop souvent employés pour suivre la mode, sont nuisibles à la santé des cheveux.

La chevelure se compose de l'ensemble des cheveux, poils fins et flexibles, implantés obliquement dans la peau spéciale appelée cuir chevelu, qui recouvre le crâne. Ils sont rangés suivant des courbes dont l'ensemble

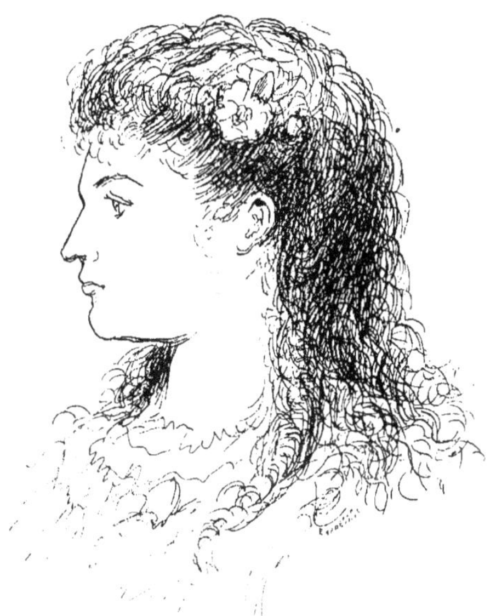

Fig. 40.

figure des tourbillons. Nous devons faire remarquer que naturellement les cheveux sont flexibles et élastiques, ils sont de plus très hygrométriques, aussi chez certaines personnes frisent-ils plus particulièrement par les temps humides.

Le cheveu se nourrit par la partie implantée dans la peau et qui est renflée en forme de bulbe : aussi l'atrophie de ce bulbe amène-t-elle la chute du cheveu.

Le plus ordinairement les cheveux ne tombent que par suite d'un manque de soin, du fait d'une maladie générale ou d'une affection locale.

Il est un fait certain, c'est que les personnes jeunes et bien portantes ont le plus souvent une belle chevelure ; il suffit dans ce cas de suivre les règles d'une bonne hygiène pour conserver cette chevelure en état.

Point n'est besoin de recourir aux différentes eaux ou pommades destinées, dit-on, à entretenir la souplesse et le brillant des cheveux. « Il arrive très souvent, dit Cazenave, que certaines personnes ont les cheveux habituellement gras et humides : chez elles, les sécrétions trop abondantes du cuir chevelu se déposent à la surface sous forme d'une crasse incessamment reproduite et incessamment enlevée par les soins de la toilette. Malgré cette disposition naturelle, malgré cet état gras normal, on voit tous les jours employer dans ces cas des huiles destinées immanquablement à entretenir et à conserver la chevelure.

« Ces topiques ont pour effet certain, c'est-à-dire pour inconvénient, d'exciter, d'augmenter souvent, d'une façon excessive, les sécrétions déjà si abondantes du cuir chevelu, d'altérer la racine du poil, d'en provoquer la chute, quelquefois même d'en déterminer la disparition complète. »

Aussi peut-on, dans la plupart des cas, renoncer aux différentes substances qui, sous le nom général de cosmétiques, sont destinées à entretenir la chevelure.

Seules, les personnes qui ont les cheveux naturellement secs, pourront employer une huile ou une pommade à base de moelle de bœuf. Chez les autres, l'usage habituel de pommades ne fait qu'encrasser davantage la tête, quand, par suite de l'altération des produits qu'elles renferment, elles ne deviennent pas elles-mêmes une cause d'irritation.

Les cheveux, et surtout le cuir chevelu, n'ont besoin, la plupart du temps, que d'être entretenus dans un bon état de propreté. Un lavage de la tête fait de temps à autre avec de l'eau carbonatée, ou mieux une solution savonneuse au savon noir, au savon de goudron ou au coaltar saponiné, suffit à dissoudre les matières graisseuses qui se déposent à la base de chaque cheveu et entrave sa nutrition.

Le passage léger d'un peigne fin suffit à enlever les poussières qui se déposent si facilement dans la chevelure. Il n'est pas besoin de racler, comme le font certaines personnes, le cuir chevelu, on ne fait qu'irriter celui-ci, et les excoriations produites sont des portes d'entrée pour les germes de toute nature qui se trouvent mêlés aux poussières.

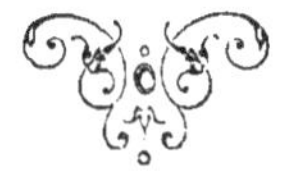

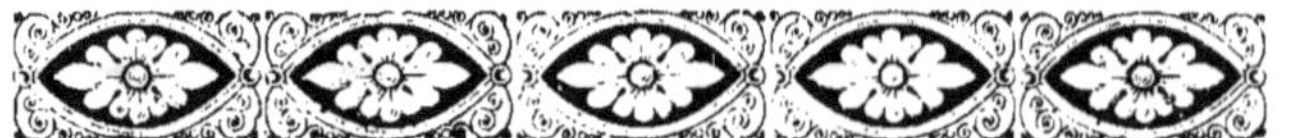

CHAPITRE IX

LE PIED HUMAIN ET LA CHAUSSURE

Avez-vous jamais remarqué la forme d'un pied de petit enfant ? Si oui, vous avez dû être frappé de la différence existant entre ce pied, bien étalé, large du niveau des orteils qui sont charnus à leur place, bien mobiles individuellement, et le pied d'un adulte homme ou femme, qui est au contraire aminci, se terminant en pointe, grâce à une déviation de chacun des orteils, pressés les uns contre les autres, grimpant même sur les voisins ou passant au-dessous, courbés disgracieusement et souvent ornés de protubérances cornées,

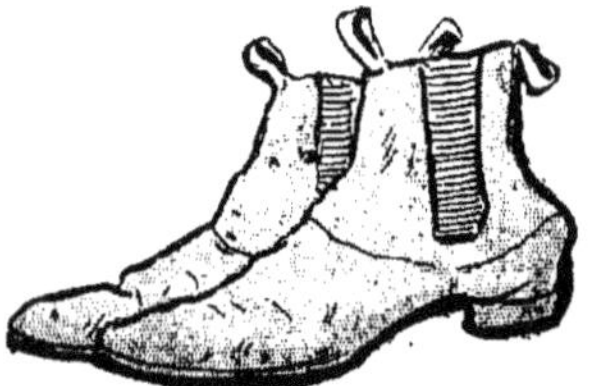

Fig. 41.

que l'on a baptisé du nom de cors, d'oignons, etc.

Quelle horreur ! Essayez même de voir un de ces pieds de femme, chantés par les poètes et les romanciers, ce pied qui tiendrait dans la main tant il est petit, ce pied aux ongles roses et à la peau fine et délicate ! Eh bien ! les propriétaires de ces pieds de Cendrillon se déchausseraient, vous seriez joliment déçu en les voyant sortir de leur prison étroite et pointue !

La chaussure, on le comprend, est donc la cause de la déformation de cet organe. Nous en sommes tous esclaves, plus ou moins il est vrai, et c'est à cause d'elle que beaucoup souffrent des pieds.

Ils sont bien rares, en effet, ceux qui ne se plaignent pas d'avoir une chaussure qui les gêne, un cor qui leur cause des douleurs et qui leur sert de baromètre indiquant les changements de temps, un ongle qui pousse mal et qui blesse les chairs, etc., etc. C'est donc par sa forme, sa rigidité, la disposition des talons et de la semelle que la chaussure agit sur le pied ; c'est un effet nécessaire de l'ineptie de nos cordonniers et de leur ignorance complète des formes anatomiques normales.

Ils ont la mauvaise habitude, par exemple, de prendre leurs mesures sur un pied au repos, sans tenir compte de l'allongement forcé qu'il prendra dans la marche, et les orteils viendront lutter contre l'extrémité et seront refoulés en arrière et déformés. C'est ce qui arrivait quand les femmes portaient des hauts talons.

Les dimensions transversales et la forme en pointe causent de grands désordres. La mode exigeant un bout pointu, comme si le troisième orteil était le plus grand, ainsi qu'à la main, et si la longueur des autres diminuait de chaque côté, tandis que le contraire a lieu, le gros orteil étant plus grand et les autres diminuant de longueur vers le cinquième qui est le plus court. Il faudrait donc que le soulier ait une forme correspondante et que la pointe soit, non pointue, mais presque carrée. Avec le soulier pointu, ces malheureux orteils se trouvent comprimés, serrés les uns contre les autres, ou chevauchent, se disposent en deux courses. Quelquefoismême tous les doigts remontent sur le gros, qui forme à lui seul la couche inférieure.

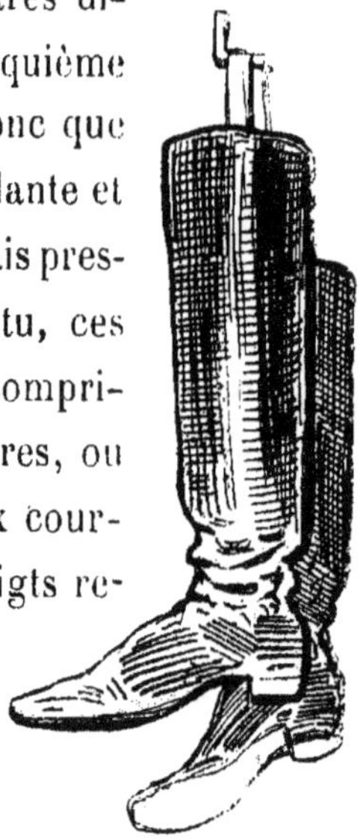

Il me faudrait trop de place pour décrire tous les genres de déformations observés ; il y en a autant que de personnages.

Fig. 42.

La hauteur des talons, si exagérée autrefois, et adoptée encore aujourd'hui par les femmes qui ne sont pas satisfaites de leur taille, présente de très sérieux inconvénients, instabilité, difficulté de la marche et de la station debout, projection du corps en avant, mouvements forcés et douloureux pour maintenir l'équilibre du corps, d'où entorses, luxations, crampes, etc. Heureusement la mode des talons larges et plats a supprimé ces dangers.

La semelle du soulier doit être assez souple pour se

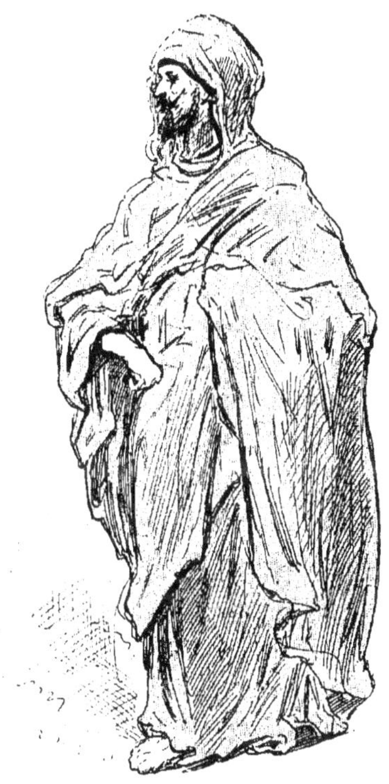

Fig. 43.

plier aux mouvements de flexion, et assez résistante pour protéger le pied contre les aspérités du sol.

Ici encore les souliers de femmes sont-ils loin de remplir cette condition, c'est pour cela que la peau de la plante du pied féminin est en général dure et épaisse, car elle n'est pas assez garantie par les semelles trop fines.

D'après ce que je viens de dire, on peut conclure que les mesures d'une chaussure devraient être prises sur les pieds nus, posés à terre sur une feuille de papier, un crayon y dessinant le contour exact : on aurait ainsi la forme et les dimensions de la semelle, dont l'extrémité interne offrirait un angle mousse arrondi, destiné à loger le gros orteil.

Si cette pratique était adoptée, jamais un soulier ne serait gênant, et n'aurait pas besoin d'être brisé comme on le dit.

Si la chaussure était portée de cette manière dès l'enfance, les pieds garderaient leur forme normale, comme on le voit chez les peuples primitifs, dont les chaussures ne sont que des sandales. Les Arabes n'ont jamais de cors aux pieds, j'en suis sûr, grâce à leurs larges savates ou babouches.

Il en est de même de ceux qui ont l'habitude de marcher nu-pieds. Ils sont bien moins exposés aux accidents, le pied étant débarrassé de toute pression et de toute gêne, la peau de la plante acquérant une dureté spéciale qui en fait une véritable semelle.

C'est à ce propos que J.-J. Rousseau fait une observation curieuse : « Pourquoi faut-il que mon élève soit forcé d'avoir toujours les pieds dans une peau de bœuf ?

Quel mal y aurait-il que la sienne propre pût, au besoin, lui servir de semelle? Il est clair qu'en cette partie, la délicatesse de la peau ne peut jamais être utile à rien et peut souvent beaucoup nuire. Eveillés à minuit, au cœur de l'hiver, par l'ennemi dans leur ville, les Génevois trouvaient plutôt leurs fusils que leurs souliers. Si nul d'eux n'avait su marcher pieds nus, qui sait si Genève n'eût pas été prise.

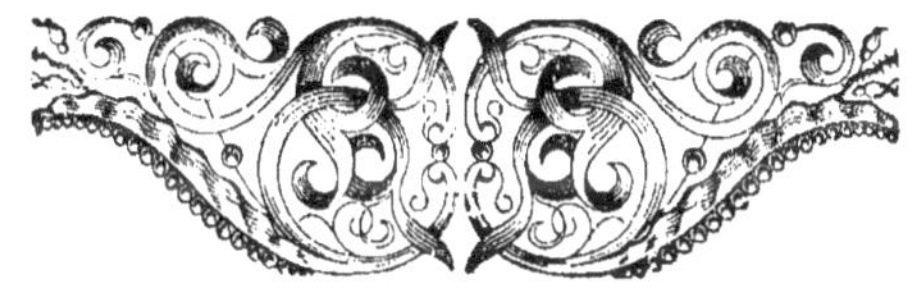

CHAPITRE X

Si un mécanicien abandonnait sa machine aux intempéries, puis la poussait à toute pression pour la laisser de nouveau sans soins, il ne tarderait guère d'arriver à ce résultat ; la mise à la porte. Quand il s'agit de la machine humaine, la mise à la porte c'est la mort ; et c'est vraiment étrange de constater que, pour la plupart, nous sommes d'absurdes mécaniciens. Nous restons, toute notre vie, de grands enfants.

Un muscle qui se contracte, qui travaille, n'est pas capable d'un effort indéfini. Au bout de quelque temps, ses contractions deviennent moins énergiques, puis cessent tout à fait.

On dit qu'il est fatigué. En même temps, une sensation douloureuse se produit qui triomphe de la volonté la plus tenace.

Il semble que la fatigue ait plusieurs causes dont les unes résident dans le muscle même et les autres dans le cerveau d'où partent les ordres volontaires qui déterminent la contraction.

Mais avant même la fatigue survient un avertissement qui est l'essoufflement, d'autant plus intense qu'une plus grande quantité de force a été dépensée en moins de temps. Il est évident que c'est cela que l'on doit éviter si l'on veut faire un travail utile pour l'hygiène.

De là la lenteur inconsciente des ouvriers, d'un jardinier par exemple, qui mettra un quart d'heure à bécher un « carré » que son maître amateur aura retourné en dix minutes au prix d'une courbature et à son dam naturellement.

L'essoufflement est en quelque sorte un commencement d'asphyxie, le premier effet de l'exercice musculaire étant d'activer les battements du cœur et par suite d'arrêter la circulation du sang. Bientôt le cœur se fatigue, lance avec moins de force le sang au poumon. Celui-ci a surcroît de besogne et une congestion s'ensuit d'où gêne respiratoire ; la syncope peut venir.

Il convient donc de pratiquer l'exercice physique dans de bonnes conditions.

**

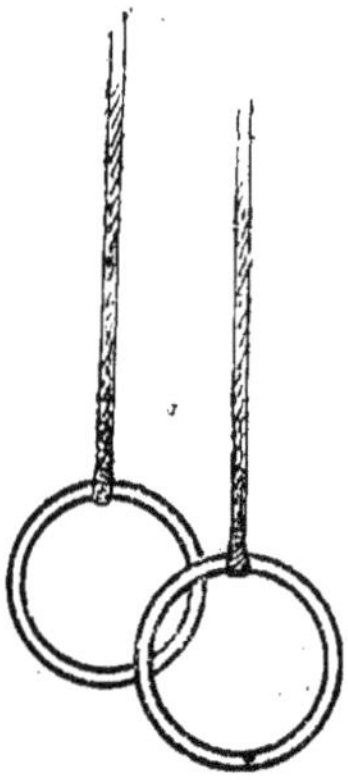

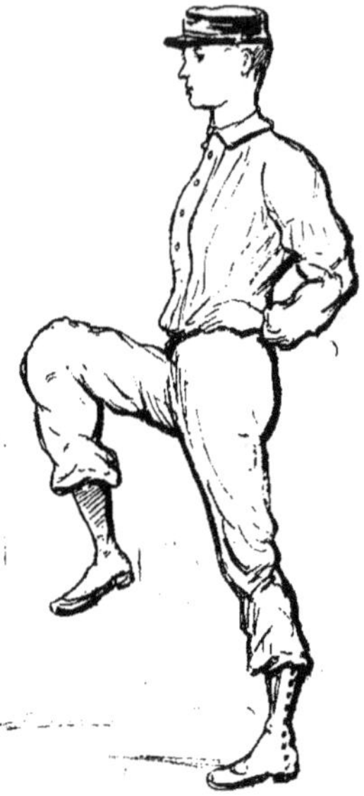

On l'a divisé en quatre classes : *force, vitesse, fonds, entretien.*

Toutes ne conviennent pas à
tous les âges, la dernière seule
est toujours nécessaire, les
trois autres, utiles à certaines
époque seraient rapidement nuisibles en d'autres.

L'enfant a peu de muscles ; ses os,
qui n'ont pas achevé de croître, sont,
en partie, cartilagineux et gorgés de
sang. Ils peuvent facilement s'enflam-
mer, se contusionner si les muscles qui
s'y attachent exercent des efforts trop
énergiques. Les exercices de force ne lui
conviennent donc pas.

En revanche, l'instinct le pousse à se
donner constamment du mouvement, à remuer bras et
jambes, à courir, grimper, au grand désespoir des parents qui le déclarent insupportable. Loin de contrarier

Fig. 44.

ce besoin d'agitation, il faut permettre à l'enfant de le satisfaire. Les exercices de vitesse dans lesquels de faibles efforts sont fréquemment répétés sont ceux qui lui conviennent le mieux.

L'homme adulte, de vingt à quarante ans, est en possession de toute sa vigueur ; il peut sans crainte pratiquer tous les exercices de forces et de fonds. En revanche, les exercices vitesse ne peuvent être pratiqués que jusqu'à trente ans au plus. Pourvu qu'il tienne compte de cette restriction, tous les jeux, tous les sports conviennent à l'adulte. En s'y livrant sans excès, il se préparera une verte vieillesse.

Cet entretien, qui est de tous les âges d'ailleurs, et le plus nécessaire, ce sera la gymnastique dite de « chambre », ce qu'on appelle les « assouplissements » au régiment, qui en fera les frais.

Ces exercices conviennent à tous les âges, à tous les sexes. Pour réussir, on doit les continuer avec persévérance et les classer dans l'emploi de la journée, comme on fait pour les repas. On devra les rattacher aux heures qui précèdent ces repas, avant le déjeuner, le dîner, le souper, de manière à laisser entre chaque exercice et chaque repas au moins un quart d'heure de repos ; on évite de porter pendant l'exercice des habits gênants, surtout au cou, au ventre, à la poitrine. Les mouvements doivent être exécutés lentement, sans précipitation, mais avec toute l'action musculaire dont on est capable. On doit éviter les mouvements saccadés, angulaires et inutiles . Chacun d'eux doit être uni, net, parfait ; c'est le seul

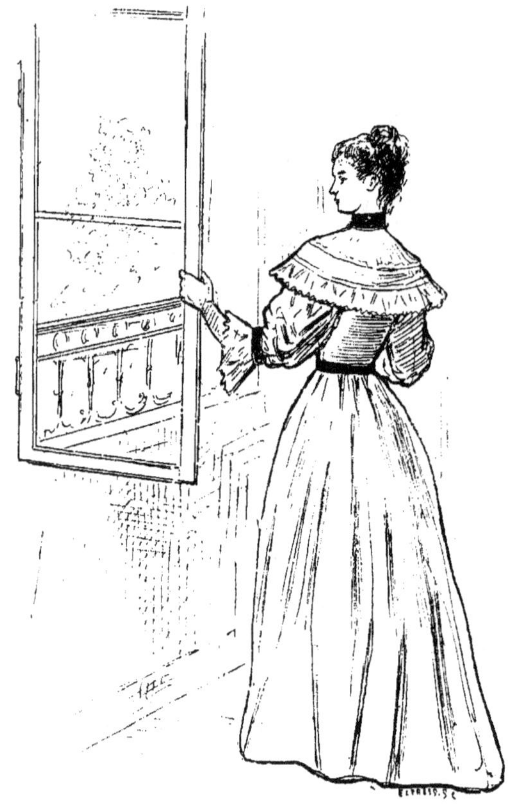

Fig. 45.

moyen de concentrer les forces vitales dans les parties exercées.

Les mouvements doivent être répétés plusieurs fois, mais avec une mesure. Si l'on veut réunir à ces exercices fais dans une chambre l'effet du grand air, on pourra ouvrir les fenêtres ; on s'en trouvera toujours bien, même dans les saisons froides, à condition toutefois de prendre les précautions nécessaires. Dans les instants de repos, il faudra respirer avec force, faire des inspirations et des expirations lentes et profondes, comme lorsqu'on bâille.

*
* *

C'est dans la gymnastique de chambre que vous trouverez le moyen d'équilibrer le jeu des muscles et des forces, et de rétablir l'harmonie dans l'ensemble des membres, et ce n'est pas son seul avantage. Les mouvements musculaires bien distribués, bien répartis, sont des auxiliaires sûrs de l'hygiène et ajoutent beaucoup à l'efficacité du traitement en cas de maladie. Toutes les affections soi-disant chroniques du bas-ventre observées dans l'âge avancé et tout le cortège d'infirmités qui les accompagnent, migraine, mélancolie, ne résistent pas à un gymnase approprié. Les affections dues à un manque ou à une mauvaise qualité de sang dans le jeune âge, disparaissent devant les exercices musculaires continus. Au point de vue du caractère, la gymnastique d'appartement peut être utile en ce sens qu'en mettant toute sa volonté à faire constamment les exercices corporels, en triomphant avec persévérance de l'apathie et de la paresse, on arrive à se constituer un caractère fort et énergique, et à véritablement apprécier la vie. C'est cette énergie qui chasse cet ennemi caché contre lequel la médecine seule est impuissante dans les maladie chroniques.

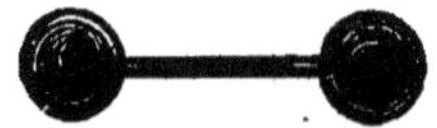

Fig. 46. — Haltères.

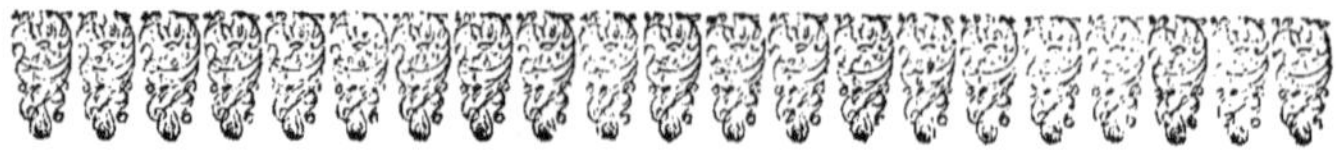

CHAPITRE XI

LA NAGE ET LES NAGEURS

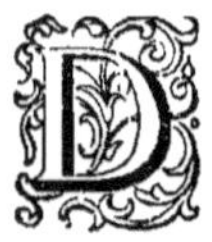e tout temps circuler sur les eaux a été le besoin ou le plaisir des riverains des fleuves ou des mers.

Les écoles de natation, qu'elles soient à l'intérieur des villes ou sur les plages ouvertes, forment chaque jour des milliers d'élèves. On tient à savoir nager et on a raison parce que rien ne saurait être plus agréable et même plus utile à l'occasion pourvu qu'on n'en abuse pas.

Mais qui dira le secret des pêcheurs de corail, d'éponges, de coquillages et de perles ? Ils n'ont reçu de leçons d'aucun professeur, ceux-là. Ils ont vu plonger leurs pères, leurs frères, leurs camarades et ils se jettent à l'eau atteignant sans peines à des profondeurs de huit à dix mètres, recueillant le produit cherché et remontant à la surface en s'allégeant pour ainsi dire de leur propre poids. On les rencontre nus se livrant à leurs moissons sous-marines sur la foule des embarcations qui couvrent l'ar-

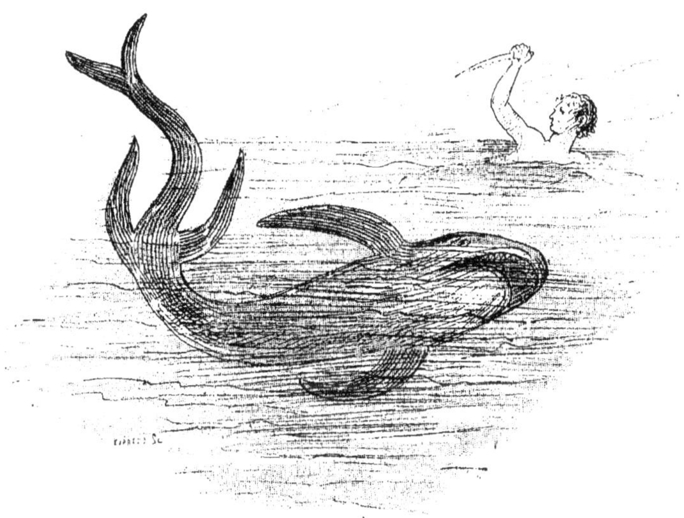

Fig. 47.

chipel grec, ou explorant les côtes de la Méditerranée.

Les plus hardis et les plus rapides sont généralement des adultes de quatorze à dix-sept ans. Ils boivent et ils mangent comme il leur plaît sans souffrir du froid et se moquent de l'indigestion à l'envi ; ce qui les rend parfois perplexes, c'est que la mer est habitée.

Il n'est pas toujours nécessaire de descendre à de grandes profondeurs pour être coudoyé par un crabe énorme, une pieuvre gigantesque ou un requin.

Ces animaux ne dédaignent pas toujours de s'élever jusqu'à la surface pour humer un peu de brise ou de soleil. Malheur au plongeur s'il est saisi à la jambe ou au bras ! Les scaphandriers, s'ils sont cependant défendus par l'appareil même qui les recouvre et qui, attachés solidement au moyen d'une corde au bateau dont ils sont descendus, ont toujours la facilité d'y remonter instantanément n'échappent pas toujours à la poursuite des monstres et il y en a plus d'un qui ont été happés ou broyés. Un péril identique menace ces grands nageurs qui entreprennent les traversées mémorables dont les annales humaines ont plus d'une fois retenti.

Il avait aussi le diable au corps cet Anglais, André Webb, dont nos contemporains ont pu admirer les prodiges héroïques ; il était né pour être poisson mais il excella de bonne heure dans l'art de se mouvoir dans l'eau ; il avait vingt-cinq ans lorsque, dans un voyage à New-York, un matelot tomba à la mer. Webb s'élança du paquebot qui marchait d'une vitesse de quinze nœuds à l'heure et il aurait peut-être été victime de son intrépidité si on ne lui avait jeté une corde de sauvetage.

C'est le même qui, peu après, faisait en quatre heures cinquante-trois minutes vingt milles sur la Tamise. Mais c'était un jeu pour lui que ces tentatives.

Un jour, le 25 août 1875, il quitta Douvres à la nage et il traversa le Pas-de-Calais en vingt et une heures quarante-cinq minutes. Le détroit de Calais à Douvres n'a pas 875 pas comme l'Hellespont. Il a trente-deux kilomètres! Il avait plus de précautions, il était escorté d'une longre et de deux petits bateaux où étaient montés des journalistes anglais désignés pour constater la régularité du voyage. On a prétendu qu'il s'était aidé d'appareils plus ou moins compliqués pour se reposer, s'alléger. La vérité est qu'il ne se servit que de ses muscles qui étaient d'acier et qui n'éclatèrent pas. Pour se réconforter, il avalait de temps en temps quelques gorgées de café ou de cognac. Bien que la mer fut démontée et que le vent soufflàt avec fureur, il put arriver à Calais fatigué mais sans fièvre.

On l'acclama, comme bien vous le pensez, à son retour à Londres et on le couvrit d'argent et de gloire. Mais tant va la cruche à l'eau... Webb ne voulut pas se contenter d'avoir affronté et surmonté l'un des détroits les plus dangereux du globe par la violence de ses courants, les alternatives du flux et du reflux. Il rêvait de tenter l'impossible; soulevé par sa propre foi en lui-même et excité par les appels américains il s'avisa de traverser les cataractes du Niagara. On sait de quelle hauteur elles tombent et avec quelle impétuosité leurs eaux furieuses, blanches d'écume, roulent de chute en chute. C'était en 1884. Les deux Amériques semblaient s'être donné rendez-vous sur l'Ontario pour assister à cette sublime acrobatie. Plus de cinq cent mille spectateurs se pres-

saient aux abords du fleuve. On avait engagé des paris
fabuleux. Webb était assuré pour 80.000 dollars qu'il
touchait s'il sortait vainqueur de cette lutte contre le Niagara géant. Le cœur ne lui défaillit pas un instant, son
orgueil britannique le soutenait au moins autant que son
indomptable bravoure. En face des Yankees présents à ce
suicide héroïque il s'élança d'un bond dans les eaux, disparut, remonta à la surface ; mais quarante minutes ne
s'étaient pas écoulées qu'il était forcé de céder au courant irrésistible et il était emporté à l'abîme.

L'exemple de Webb n'a pas découragé les nageurs. Il
était de la sélection des marins du Dorkshide, cet Américain, M. Mac-Nelly, qui essaya récemment de lui donner
la réplique en affrontant le Pas-de-Calais. Il nagea de
onze heures vingt du matin à huit heures du soir, bien que
le courant l'eût porté vers Folkestone. Il avait pu réparer
ou plutôt entretenir ses forces en ingurgitant un peu
de bouillon concentré relevé d'essence de gingembre.
Mais quand le soleil disparut à l'horizon, le froid le saisit,
il ressentit des crampes, ses mains se paralysèrent et on
n'eût que le temps de le hisser à bord du bateau qui le
suivait.

Webb continue donc de détenir dans sa tombe le re-
cord de la nage.

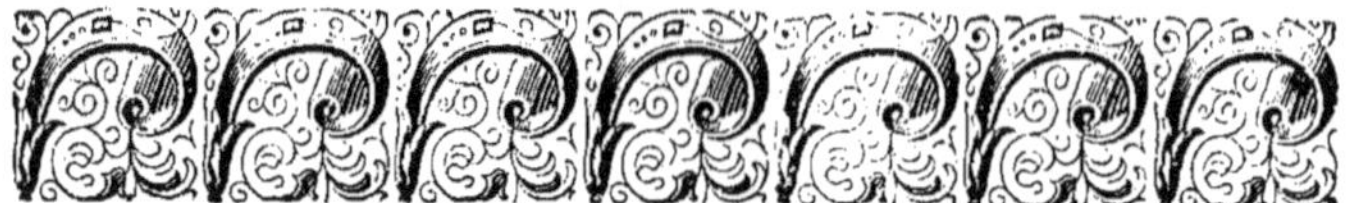

CHAPITRE XII

LA CHASSE

a *chasse*, d'après ce que certains prétendent, est-elle une simple récréation, un simple divertissement? Non, comme toutes les distractions en plein air elle a son hygiène, son délassement et son plaisir.

Quoi de plus beau, de plus salutaire, en effet, que de respirer à pleins poumons l'air pur et vivifiant des campagnes et des collines, de refaire, par une promenade en chasse, sa santé débile peut-être, de fuir quelques heures le bruit, le tapage de l'atmosphère épaisse et pernicieuse du café ?

Et puis, n'est-il pas utile, je dirais même nécessaire, de reposer son esprit surexcité, surchargé de tracas, d'ennuis de toutes sortes, d'éloigner un instant la vague montante des soucis journaliers, en un mot d'oublier ses peines par un divertissement agréable?

N'est-il pas charmant de partir le matin avec l'aurore, d'arpenter nombre de champs ou de coteaux, de franchir des distances à la poursuite du gibier fuyard, de dresser sa table en plein air et de déjeuner à l'aise sous les caresses de la brise embaumée? N'est-il pas agréable d'admirer le produit d'une chasse heureuse et de sentir dans son carnier quelques pièces de gibier succulent. Cette satisfaction intime seule, jointe à la joie de la famille, n'est-elle pas assez forte pour faire oublier les fatigues de la journée? Mais, me direz-vous, le succès peut ne pas couronner votre espérance et vous pouvez rentrer exté_nué et bredouille. Oui, ce fâcheux contretemps peut vous arriver, vous pouvez être chasseur malheureux mais n'aurez-vous pas toujours le réel soulagement d'avoir déchargé votre esprit des fatigues morales qui le torturaient, d'avoir revivifié votre être sous l'air pur et retrempé votre âme dans sa sérénité. Oui, quoi qu'on en dise, la chasse, cette récréation intéressante, soulageante et salutaire, est certainement celle qui est le plus utile à l'homme, sous tous les points de vue. Et cependant, que beaucoup la laissent de côté, préférant le tumulte de la ville; préférant croupir, assis à une table de café, dans le but unique de faire une traditionnelle partie de cartes?

Allons ! jeunes gens, bureaucrates, vous tous qui, du matin au soir, êtes courbés sur vos livres et menez une vie tout à fait sédentaire, en chasse ! réveillez-vous ! à vos heures de loisir, quittez la plume pour le fusil et partez,

joyeux, à travers les champs, les sentiers et les collines
pour détourner de vos esprits, de vos âmes, de vos cœurs

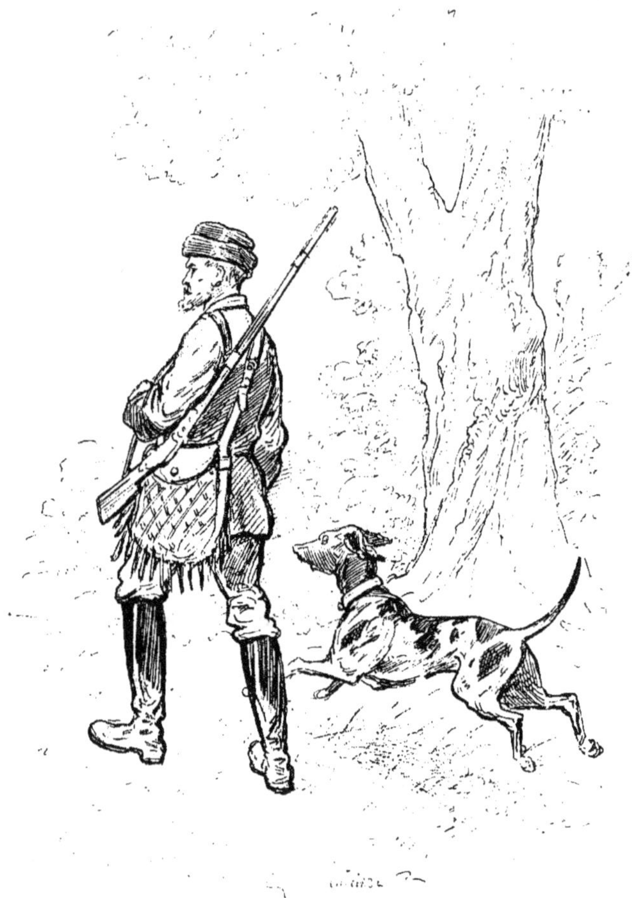

Fig. 48.

les tempêtes terribles de vos vicissitudes et de vos tracas
commerciaux et aspirer, à pleines gorgées, la force, la
santé et la vie !

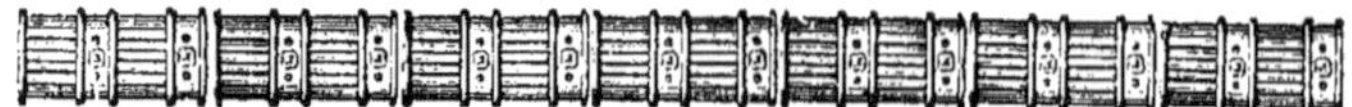

CHAPITRE XIII

LE SOMMEIL. — POURQUOI ET COMMENT IL FAUT DORMIR

Ce qui intéresse, c'est d'étudier les modifications que le sommeil apporte dans les manifestations de la vie de l'homme comparées à celles de l'état de la veille.

Ces modifications portent sur la respiration, la digestion et le système nerveux. Pour la respiration et la circulation, on constate pendant le sommeil un notable ralentissement d'où résulte l'abaissement de température chez le dormeur et c'est ce qui explique la nécessité de se couvrir pendant que l'on dort.

Pour la digestion, on a observé de même un ralentissement des mouvements de l'estomac et de l'intestin, on voit que la digestion est plus difficile et plus lente pendant le sommeil.

La conséquence, c'est qu'il n'est pas bon de se livrer au sommeil avant que la digestion soit terminée, c'est-à-dire 2 heures et demie environ après le repas.

Ceux qui font la sieste, ont contracté une mauvaise habitude dont ils feront bien de se défaire. Quant aux personnes chez qui le besoin de dormir est irrésistible après le repas, c'est qu'elles sont atteintes de dyspepsie et que la congestion de l'estomac détermine chez elles une dérivation sanguine, du côté de tous les viscères abdominaux, qui provoque par l'anémie partielle du cerveau une sensation de torpeur et une envie irrésistible de dormir.

Les paysans, pendant les travaux des champs, pendant la moisson, notamment, dorment sans éprouver aucun malaise après leur repas de midi. Mais leur repas est frugal et ils vivent au grand air. La digestion chez eux se fait mieux et plus vite.

Pendant le sommeil le système nerveux conserve son activité, la preuve en est dans les mouvements instinctifs que le dormeur fait pour rejeter, sans s'éveiller, une couverture trop lourde ou trop chaude. Qui ne sait que les enfants dorment en marchant?

Les nerfs sensoriels fonctionnent comme les nerfs moteurs, car le dormeur est éveillé par une lumière qui approche, par un bruit qui s'élève, preuve qu'il voit et qu'il entend.......

Un être privé de sommeil se débilite rapidement et si cette privation se prolonge, il meurt.

Un homme ne pourrait pas sans danger, pour sa vie, rester *complètement privé de sommeil* plus de quatre à cinq jours.

En Chine, la privation de sommeil était une forme de la peine de mort aggravée en même temps d'une effroyable torture. Chaque fois que le condamné se laissait aller au sommeil, un planton le réveillait en le piquant avec la pointe de son sabre.

Pour le sommeil comme pour toute fonction de nos organes, l'excès et l'abus sont un défaut. La durée du sommeil nécessaire varie d'une personne à une autre, en raison du degré d'activité cérébrale, plus celle-ci est développée, moins grande est la durée du sommeil indispensable. Certains sauvages s'endorment dès qu'ils sont inoccupés et dans quelque posture qu'ils se trouvent. Ils dorment ainsi douze ou quinze heures. Dans les nations civilisées, ceux dont l'intelligence est faible ont besoin de beaucoup de sommeil, la durée du sommeil est au contraire très restreinte chez les hommes dont l'activité cérébrale est très grande. Humboldt, Mirabeau, Schiller, se contentaient de deux à trois heures, Kant, Balzac, dormaient quatre heures à peine.

Mais ce sont là des exceptions. L'expérience a démontré qu'il faut régler les rations de sommeil de l'enfance à la vieillesse de la façon suivante :

Jusqu'à 2 ans l'enfant doit dormir 18 heures, de 3 à 6 ans 14 heures, de 6 à 8 ans 12 heures et de cet âge jusqu'à d'adolescence 10 heures. Si jeune que soit l'enfant il faut éviter de le bercer soit par un mouvement rythmique du berceau, soit même dans les bras de sa mère ou de la nourrice. Le balancement a l'inconvénient grave de prédisposer l'enfant aux affections nerveuses et de gêner son développement intellectuel. Pour une personne adulte, la durée du sommeil doit être de 8 heures ; mais il vaut mieux qu'elle dorme une heure ou deux de plus, qu'une heure ou deux de moins.

Chez les vieillards la durée du sommeil varie selon le degré d'activité cérébrale qu'ils ont conservée. Pour tous, pour les grandes personnes comme pour les enfants, il est salutaire de se coucher et de se lever tôt.

En dormant il faut s'habituer à conserver la bouche fermée et à respirer uniquement par le nez. On évitera d'abord, par cette salutaire habitude, de sentir rapidement la bouche devenir sèche, ce qui provoque la toux, et par suite le réveil. Veillez à ce que les pieds ne soient pas froids, c'est une cause fréquente de l'insomnie des petits enfants. Les personnes adultes peuvent perdre la régularité de leur sommeil, soit par l'abus des veillées, soit par celui des liqueurs alcooliques.

Si l'insuffisance de sommeil a de graves inconvénients pour la santé, l'excès de sommeil présente, lui aussi, des dangers. Chez l'enfant l'excès de sommeil arrête le développement de l'intelligence.

C'est surtout chez les personnes âgées, que le sommeil

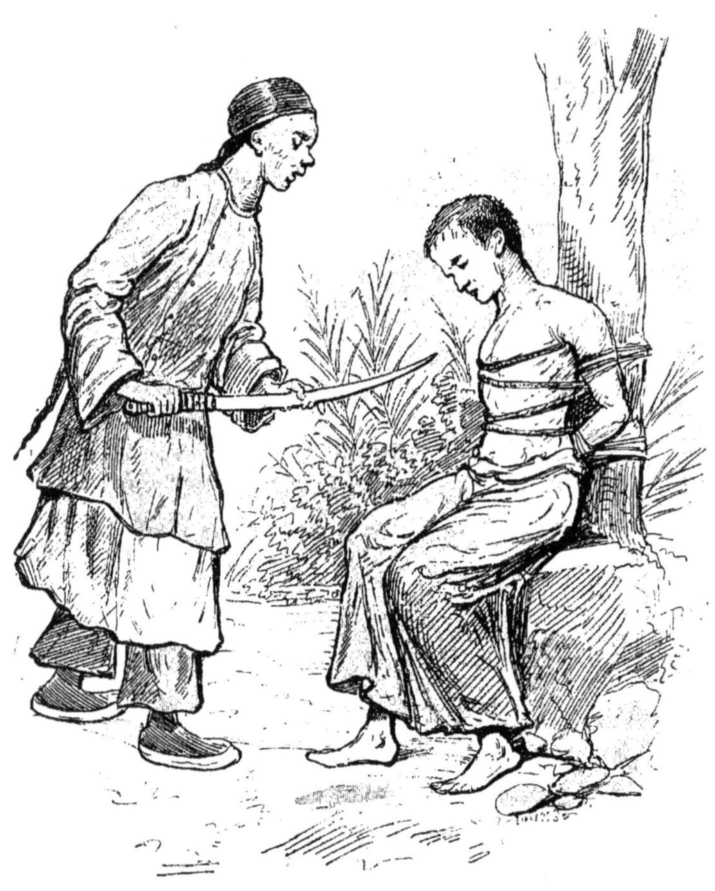

Fig. 49. — Un condamné chinois privé de sommeil (page 151).

trop prolongé amène des désordres. Il faut donc dormir assez mais il ne faut pas dormir trop. Placez votre lit loin des fenêtres et loin de la cheminée, ne le placez jamais dans une alcôve et ne l'entourez pas de rideau. N'ayez pas de lit de plume ; la plume, par sa chaleur, provoque des sueurs qui affaiblissent et par la mollesse du matelas détermine souvent des courbatures ; surtout ne mettez jamais la tête dans les draps.

Le cauchemar. — On sait combien l'on souffre lorsqu'on a le cauchemar.

D'où provient-il ?

Le cauchemar provient souvent d'une mauvaise digestion ; aussi les personnes sujettes au cauchemar doivent tout d'abord voir si elles n'arrivent pas à le faire disparaître en ne se couchant que longtemps après le dernier repas.

Quand le cauchemar est très pénible, il convient de réveiller complètement le dormeur ; si, comme il arrive souvent aux enfants, la terreur persiste après le réveil, il faut faire lever la personne et la distraire jusqu'à ce que tout sentiment de frayeur ai complètement disparu. Puis on préviendra le retour des accès, non seulement en éloignant l'heure du repas de celle du coucher, mais aussi en soignant, sous la direction du médecin, la santé générale et l'état normal de la personne sujette au cauchemar.

Le lit. — Nous passons certainement une bonne moitié de notre vie au lit, tant pour notre repos que pour nos maladies : un lit nous voit naître et nous voit mourir, a dit de Maistre.

Le lit devra être placé dans une chambre vaste et aérée, ouverte pendant le jour, et ne rien contenir qui puisse vicier l'air, c'est-à-dire, ni fleurs, ni plantes, ni parfums, ni animaux ; elle sera autant que possible située au midi et loin des émanations marécageuses.

On évitera avec soin de mettre le lit pendant le jour

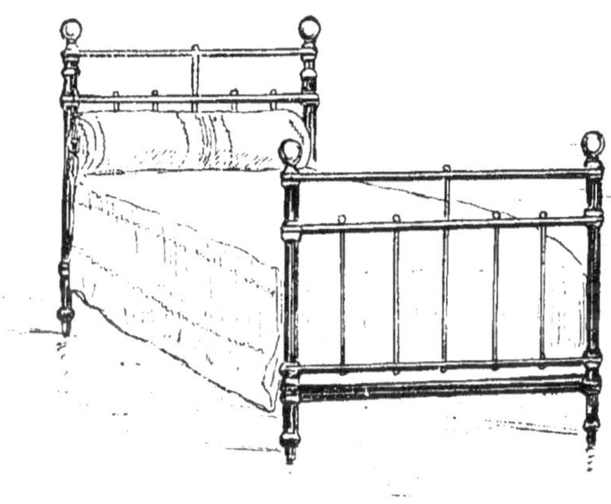

Fig. 50.

dans des alcôves qui sont obscures, où l'air ne se renouvelle que difficilement. Il ne faut pas oublier que la chambre à coucher est celle où l'on reste le plus longtemps et que, par conséquent, elle doit être choisie et aménagée avec le plus grand soin. Les rideaux qui entourent trop complètement le lit ne sont pas sains ; si on tient à en avoir, ils doivent être placés en forme de dais au-dessus de la tête et retomber simplement de chaque côté, de façon à n'occuper au plus qu'un quart de la longueur du lit; il est peu salubre de placer plusieurs lits dans la même chambre, à moins que celle-ci ne soit fort spacieuse, comme les grands dortoirs de nos pensionnats religieux, à plus forte raison l'habitude de coucher deux dans un lit est-elle des plus contraire à toutes les lois d'une bonne hygiène, les diverses émanations du corps, la gêne des positions, le contact sont des raisons suffisantes pour faire rejeter cet usage qui tend du reste à disparaître de jour en jour.

Le lit se compose d'un support qui est en bois ou en fer, de draps qui sont directement en contact avec le corps, et qui, par conséquent, absorbent la plus grande partie de l'exhalation cutanée, ils ont donc besoin d'être changés souvent et d'être chaque jour exposés au grand air, de couverture de laine ou de coton, d'édredons ou de fourrures qui ne doivent être employés qu'exceptionnellement, de matelas qui sont faits avec de la laine, ou un mélange de laine et de crins, ces derniers sont les meilleurs parce qu'ils s'imprègnent moins facilement des diverses sécrétions du corps. Les matelas demandent beaucoup de soin, ils doivent être battus et retournés tous les matins, cardés au moins une fois l'an et la toile lavée ou renouvelée. Les traversins et les oreillers ont leur avantage, en maintenant la tête un peu élevée; on les fait ordinairement avec de la plume; dans quelques cas on la remplace par des balles d'avoine ou du crin. Le lit ne doit pas être complètement horizontal, il doit avoir une légère inclinaison de la tête aux pieds.

Le séjour au lit varie forcément suivant les âges et les tempéraments : plus les enfants sont jeunes et plus ils ont besoin de sommeil ; les vieillards, dont les muscles sont devenus plus rigides, trouvent dans la chaleur du lit un certain degré d'assouplissement ; tandis que pour l'homme fait, huit heures doivent être considérées comme un maximum, la femme, dont la constitution est plus délicate, plus molle, a besoin d'un séjour plus prolongé. Pendant le sommeil on ne revêtira aucun vêtement qui soit serré, une simple chemise suffit.

Quelle position doit-on prendre pour dormir ?

Les avis sont très partagés à ce sujet. Les uns pensent qu'en se couchant sur le côté droit on facilite le passage des aliments de l'estomac, dans le duodénum, les autres que, couché sur le côté gauche, l'estomac se trouve comprimé par le foie et enfin que, couché horizontalement sur le dos, on éprouve des excitations nerveuses toutes spéciales. Il ressort de ces diverses opinions qu'il n'y a pas de règle absolue et que l'on doit prendre conseil de ses propres sensations. Toutefois, les personnes sujettes aux congestions cérébrales devront avoir la tête élevée, celles atteintes d'affections du cœur éviteront de se coucher sur le côté gauche, celles atteintes d'asthme, d'oppression ne pourront guère dormir qu'à moitié assises. Quoique le repos soit une condition de bonne digestion, on devra éviter de se mettre au lit aussitôt le repas, sous peine d'avoir un sommeil lourd, agité, plein de cauchemar et au réveil d'éprouver de la pesanteur, du mal de tête, de l'amertume de la bouche et un engourdissement général. On a prétendu, non sans raison, que cette pratique amenait lentement la diathèse goutteuse.

L'air et le corps humain pendant la nuit.

Beaucoup de gens disent que l'air de la nuit est malsain et que, par conséquent, il faut avoir les fenêtres fermées. Il est vrai que l'air de la nuit n'est pas aussi sec et aussi sain que l'air d'un beau jour ensoleillé, mais à coup sûr, il sera toujours meilleur que celui d'une pièce close, dans laquelle nous dormons.

Une personne a besoin d'environ 85 mètres cubes d'air pur par heure. Supposez que nous ayons une chambre à coucher ayant $4^m,60$ de long, $3^m,10$ de large et 3 mètres de haut, cette chambre aura donc $42^{mc},500$ d'air. Une telle chambre serait suffisamment grande pour contenir deux personnes. Or, ces deux personnes emploieraient et contamineraient ces $42^{mc},500$ en quinze minutes. Quedevront-elles respirer après cela ? Il faudra bien se procurer de l'air de l'extérieur. On voit donc que, quand deux personnes dorment dans la même chambre, il leur faut une quantité d'air pur de 117^{mc},500 sans ça elles seront réduites à respirer le même air pendant 6 heures 45 minutes et ainsi priver le sang de l'oxygène dont il a tant besoin. Si l'on désire avoir le meilleur air possible à respirer pendant la nuit, ouvrons les fenêtres avant d'entrer au lit, et l'on ne tardera pas à apprécier les bons effets de l'air sur la personne.

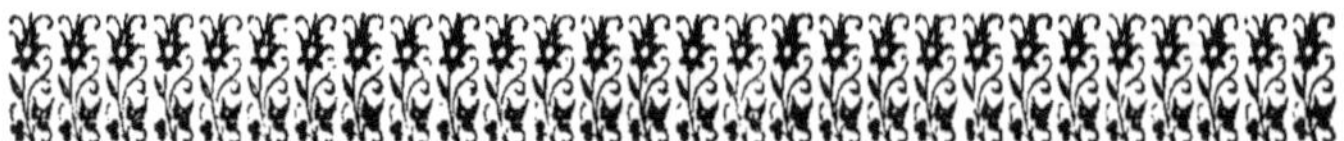

CHAPITRE XIV

LES BIZARRERIES. — NAINS ET GÉANTS. — LES NAINS CÉLÈBRES

Il y a eu des nains (1) dès la plus haute antiquité. C'est ainsi que l'explorateur Schweurfruth a rencontré en Afrique des Akkas qui descendent des Pyrénées cités par les historiens. Ces peuples ont environ 1ᵐ,34.

Le peintre Richard Gibon (1614-1690) avait 1ᵐ,15 ; il avait épousé Anne Sheperd qui avait la même taille. Ils eurent 9 enfants.

Le page de la reine d'Angleterre, Henriette Marie, nommé Geoffroy Hudson (2) et qui avait été pris par des

(1) Du latin *Nanus.*
(2) 1616-1882.

pirates turcs n'avait que 0ᵐ,45 jusqu'à 30 ans ; c'est à partir de cette époque que sa croissance reprit et qu'il atteignit 1ᵐ,12.

Mystens a peint son portrait.

Joseph Borulanski qui a vécu jusqu'à l'âge de 98 ans (1) avait été l'objet d'un mémoire de Tressan à l'Académie des sciences (2). A 22 ans, il n'avait que 0ᵐ,775 ; il finit par atteindre la taille de 1ᵐ,05.

Kay a peint son portrait.

En 1741, naissait Nicolas Ferry (3) dont Geoffier parlait à l'Académie des sciences en 1746.

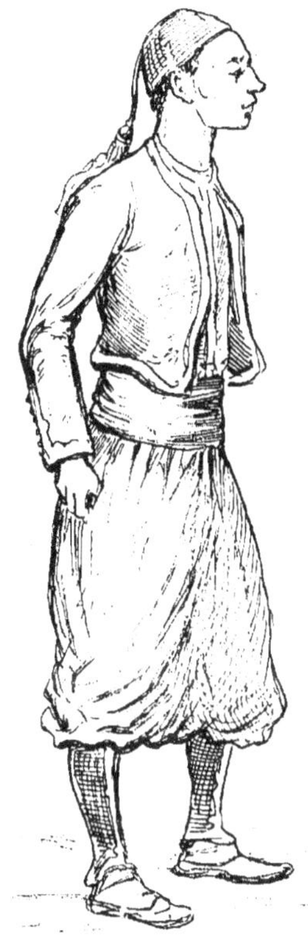

Fig. 51. — Hassan Ali. — Le général Tom Pouce.

En 1764, Nuraud faisait sa statue en cire qui est conservée à l'Ecole de Médecine de Paris. Fut contrefait, « imbécile et colère » comme disait l'académicien Tressan.

(1) Il était né en 1739.
(2) En 1760.
(3) Mort en 1763.

Ferry essaya une fois de jeter au feu Borulanski dont il était jaloux. Il n'avait que 0^m,89 centimètres de hauteur. On conserve son squelette au museum d'histoire naturelle de Paris et son portrait au musée de Nancy.

Ferry était le nain favori de Stanislas de Pologne.

Robert Skiencer qui vivait vers la même époque n'avait que 0^m,63 et sa femme Judith 0^m65. Ils eurent 14 enfants.

Le peintre Jacob Lehuen, qui vécut de 1802 à 1847, avait une taille de 1^m,02. On connaît le célèbre *général Tom Pouce*, de son vrai nom Charles S. Shatten (1) qui fut promené à travers toute l'Europe par Barnum.

Il n'avait que 0^m,55.

Il épousa Levinia Warven qui avait deux centimètres de plus que lui.

En 1883, on pouvait voir à Paris deux nains américains, le général Mite qui avait 0^m,50 et Millie Edwards âgée de 10 ans qui avait 0^m,45.

En 1882, on faisait voir à Londres un nain chinois, Che-Mah, âgé de 42 ans qui n'avait que 0^m,625.

Une mexicaine de 22 ans, Luzie Tarate, a environ 0^m,62 centimètres.

Un négociant américain aujourd'hui âgé de 26 ans, M. Joseph Totnau, a un mètre de hauteur.

(1) 1831-1883.

Le célèbre naturaliste Geoffroy Saint-Hilaire considérait seulement comme vrais *nains* les hommes ou les femmes chez lesquels l'exiguité de la taille dépendait de la diminution du volume de toutes les parties du corps.

Le plus souvent, les nains sont mal conformés, et leur tête est beaucoup plus grosse que ne le comporte le développement du reste de leur corps.

Quant aux peuples nains, ils n'existent guère que sur la foi de certaines croyances et semblent se rapporter à des peuplades d'Afrique de petite taille, telles que les Akkas dont nous avons parlé.

Généralement tous les nains meurent jeunes et sont habituellement maladifs et peu intelligents.

Les anciens et les peuples orientaux particulièrement, fabriquaient des nains pour l'usage des grands, en arrêtant la croissance d'enfants par des moyens mécaniques.

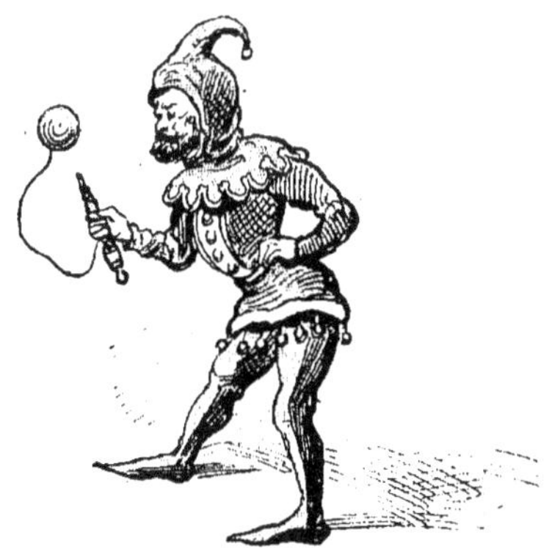

Fig. 52.

..

Après avoir parlé des nains, mentionnons les princi-
paux géants célèbres :

Le squelette du prétendu roi Teutobochus, « trouvé
dans un tombeau de 30 pieds », n'était qu'une collection
d'ossements d'un animal fossile de grandes dimensions.
(Rivolan : Gigantomachie, 1613).

Partageons : la race la plus grande $1^m,75$-$1^m,92$ (d'Or-
bigny, l'homme américain), X... jeune homme de 22 ans,
1824, observé par Geoffroy Saint-Hilaire, $2^m,10$.

Cornélius Mac Grath (1736-1760), $2^m,30$.

Watkinson a, à tort, considéré ce sujet comme une
victime de l'évêque Berkeley qui aurait tenté d'en faire
un géant par un régime de son invention.

Maximilien-Christophe Miller (1674-1734) présenté à
Louis XIV, peint par Hogarth, $2^m,32$.

Un des sergents du régiment russe Préobrajenski,
$2^m,15$.

Charles Ceruel d'Indreville, mort en 1860 à Neslé près
de Rouen, ancien soldat du 1er Empire, directeur de
verrerie, 2^m28.

Joachim Eleiceigui (à Paris, 1845), 2^m30.

Reine des Amazones, rôle principal dans Babil et Bijou, pièce de l'Ahambra de Londres,1882,2^m,45(18 ans).

Chang Woo-Gow, chinois, 19 ans (Londres 1865), 2^m,25.

Joseph Winkelmaier (1855-1887). Londres 1887, 2^m,63.

Hassan Ali, jeune égyptien exhibé à Londres en 1895, âgé de 16 ans, Hassan Ali atteint 2^m,80... Il mange d eux ou trois kilos de viande par jour.

Un squelette de Mamelouck au musée Orfila indique une taille probable de 2^m,53.

Wilkins, né en 1874 dans le Minnesota, exhibé au Casino de Paris en 1895-96 a 2^m45. Ses jambes ont 1^m,43, ses bras 0^m,97, ses pieds 0^m,38, ses mains 0^m,31. Les bras écartés, il a une envergure de 2^m,45.

Un conscrit de la commune de Crolles, dans le Grésivaudan (1895-96), a 2^m,7 de hauteur.

Les géants sont proportionnellement moins rares qu'on ne le croirait. M. Topinard a donné là-dessus quelques chiffres intéressants dans son élément d'anthropologie générale.

Ils sont empruntés aux statistiques américaines.

Pour un million d'hommes en état de porter les armes, voici les proportions des hautes tailles.

Stature	Nombres des individus	
	pour tous les âges	de 20 à 21 ans, seulement
1m,905	3 270	2 761
1, 930	1 180	1 012
1, 956	360	342
1, 981	169 ⎫	171 ⎫
2, 007	47	92
2, 032	22	53
2, 057	11 ⎬ 95	26 ⎬ 197
2, 083	7	13
2, 108	6	13
2, 134	2 ⎭	0 ⎭

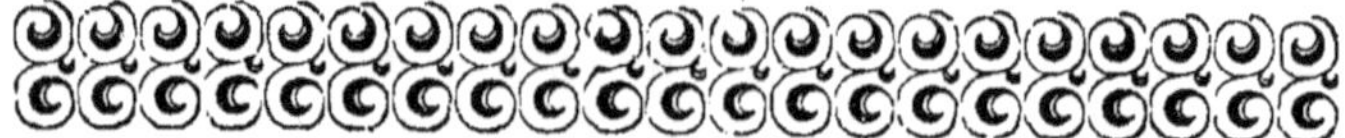

CHAPITRE XV

Les poisons humains. — L'alcool et le tabac.

aint Ambroise (1) s'est élevé avec grand talent contre l'*ivrognerie*. En termes éloquents il en a
montré les funestes effets, les déplorables exemples, les tristes résultats. Dans quels désordres, s'écrie-t-
il, ne pousse pas l'*ivrognerie*? Le sacrilège et le blas-
phème s'y joignent ordinairement à la plus crapuleuse
débauche. Car de même que la sobriété est la mère de
la Foi, de même l'intempérance est la source de la licence.
Vous voyez à la porte de ces rendez-vous de la dé-

______

(1) Né à Trèves en 340, mort en 397, c'est l'un des quatre grands
docteurs latins ; fils d'un préfet des Gaules, il avait été gouverneur
de la Ligurie, avant de devenir l'évêque de Milan. Il distribua tous
ses biens aux pauvres. On l'a appelé le *Platon chrétien*.

bauche des misérables sans habits, sans ressources pour le lendemain, régler les états et prononcer sur ceux qui les gouvernent. A les entendre ils s'imaginent n'être rien moins que des monarques et des généraux d'armée, ils distribuent les trésors, versent l'argent à grands flots, bâtissent des cités et n'ont pas de quoi payer leur hôte. Ils parlent sans savoir ce qu'ils disent, se croyant et toutes les qualités et tous les talents du monde. On ne voit personne au-dessus, ni au-dessous de soi. C'est à qui boira le plus largement. Un seul jour absorbe les travaux de toute une semaine. On se prend de querelle, on en vient aux coups, tout devient armes, le sang coule avec les flots de vin. Pendant que le corps chancelle, l'esprit est en démence, la langue engourdie n'articule que des sons désordonnés ; une pâleur livide se répand sur le visage et en fait une objet d'horreur. C'est à l'intempérance qu'il faut rapporter le principe de tous les vices ; que l'on ne m'accuse pas ici d'être en contradiction avec l'apôtre qui en voit la source dans l'avarice, l'une est la conséquence de l'autre ; après que l'on s'est épuisé par les excès de la table, il faut se faire des ressources dans tous les moyens de l'avarice.

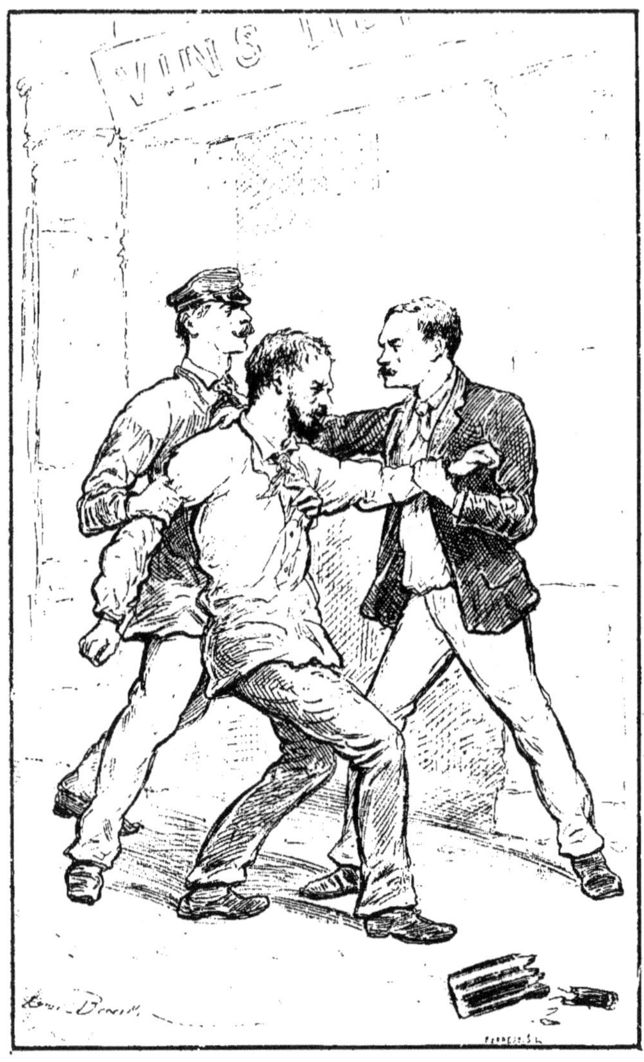

Fig. 53. — L'ivrognerie

* *

On désigne sous ce nom d'*alcoolisme* des accidents pathologiques produit par l'abus des boissons alcooliques. Lorsque l'alcool est absorbé par l'organisme on peut le retrouver *en nature* dans le sang et les viscères, et tout particulièrement le cerveau et le foie. Si donc l'absorption est continue, l'élimination ne se faisant que très lentement, il se produit dans ces organes une accumulation d'alcool d'autant plus dangereuse que le liquide sera plus impur.

Et l'on assistera alors à ce spectacle atroce d'un homme qui sans avoir jamais bu plus que de raison commencera vers l'âge de quarante-cinq ans à dépérir, prenant un teint jaunâtre, maigrissant, se vidant en quelque sorte, tandis que son ventre augmentera de volume, distendu par le liquide de l'hydropisie à moins que subitement cet individu ne soit pris d'un accès de folie furieuse et enfermé dans un asile d'aliénés dont les alcooliques forment le cinquième de la population. C'est que depuis un demi siècle la consommation de l'alcool a augmenté dans des proportions énormes et que l'alcoolisme a étendu ses ravages d'une façon effrayante, si bien que les sociétés savantes de toutes les nations européennes ont étudié avec soin cette question.

Les effets de l'alcool sur l'organisation d'après une notation de la faculté de médecine de Londres, au point de vue des battements du cœur.

— Veuillez compter les battements de mon cœur pendant que je suis debout, dit le docteur à un des étudiants de son cours.

L'étudiant compta 74 battements. M. Richardson s'assit sur une chaise et fit de nouveau compter son pouls.

— Maintenant je compte 70 coups, constata l'étudiant.

M. Richardson se coucha ensuite sur un canapé et fit recommencer l'expérience.

— Mais c'est curieux, s'écria l'étudiant, il n'y en a plus que 64.

— Ce n'est pas du tout extraordinaire, répliqua M. Richardson. Quand on se couche, le cœur se repose et c'est précisément pour qu'il puisse se reposer que vous vous couchez le soir. Quand vous êtes couché, votre cœur fait 10 pulsations en moins par minute, ce qui fait 600 pulsations au moins par heure. Prenez la moyenne de 8 heures de sommeil par nuit et vous arriverez à une différence de 50.000 pulsations par nuit, à chaque pulsation le cœur rejette 6 onces de sang, par conséquent il rejette pendant le sommeil d'une nuit 30.000 onces de sang en moins que pendant le jour. C'est donc un travail considérablement diminué que le cœur fournit pendant le sommeil et ce repos est indispensable au corps.

Par contre, si vous prenez une certaine quantité, même petite, d'alcool qui a pour effet d'accélérer les pulsations du cœur, vous arriverez à un résultat tout opposé : au lieu de diminuer le travail du cœur de 30.000 pulsations vous l'augmentez de 15.000 et vous vous levez le matin plus fatigué et moins capable de travailler que vous l'étiez avant de vous coucher.

.·.

Il y a sur le sol de la France 7.842.053 maisons en tout, y compris 346.542 maisons absolument vides et 3.986.686 qui sont de simples chaumières. Si l'on tient compte du fait que la France contient 460.000 débits de boissons, cela fait pour le total des habitations un débit pour chaque 17e maison. Sur 17 maisons il y en a une qui contient un débit de vin et les 16 maisons font vivre la 17e.

Il y a en France 460.000 débits de boissons. Cela fait pour 38.500.000 habitants un débit pour 77 habitants. Il y a donc 76 habitants qui font vivre le 77e en consom-

mant les boissons alcooliques dont ce dernier fait commerce.

Le chiffre actuel de 460.000 débits de vin en France
(dont 27.000 pour la seule ville de Paris) est éloquent
quand on le compare au chiffre pour 1882, il y a seize
ans la France comptait 36.000 débits. En 16 ans le
nombre des débits a donc centuplé, là où il y en avait un
il y en a plus de huit. Dans Paris chacun peut constater
personnellement que dans l'ensemble il y a un débit pour
trois ou quatre maisons. Prenez un omnibus quelconque
passant dans des quartiers où les maisons ont boutique
ou magasin, montez à l'impériale et pour chaque côté
des rues parcourues comptez le nombre des numéros ou
maisons et le nombre des débits.

Prenons la rue du Faubourg Saint-Denis pour 112 numéros en tout (monuments publics exceptés ainsi que
tous édifices non destinés aux magasins), nous avons
46 débits, soit un débit pour moins de deux maisons et
demie. Rue Saint-Denis, pour 252 maisons, nous avons
103 débits, un débit pour moins de deux maisons et demie. Ailleurs, la proportion sera plus faible, en particulier dans les quartiers de l'ouest de Paris où il y a plus
de résidences et moins de maisons ayant boutique, mais
elle sera plus forte dans d'autres parties. Il n'est pas rare
de rencontrer des rues où il y a un débit par maison,
parfois aux abords des gares et des usines, la même maison en abrite deux.

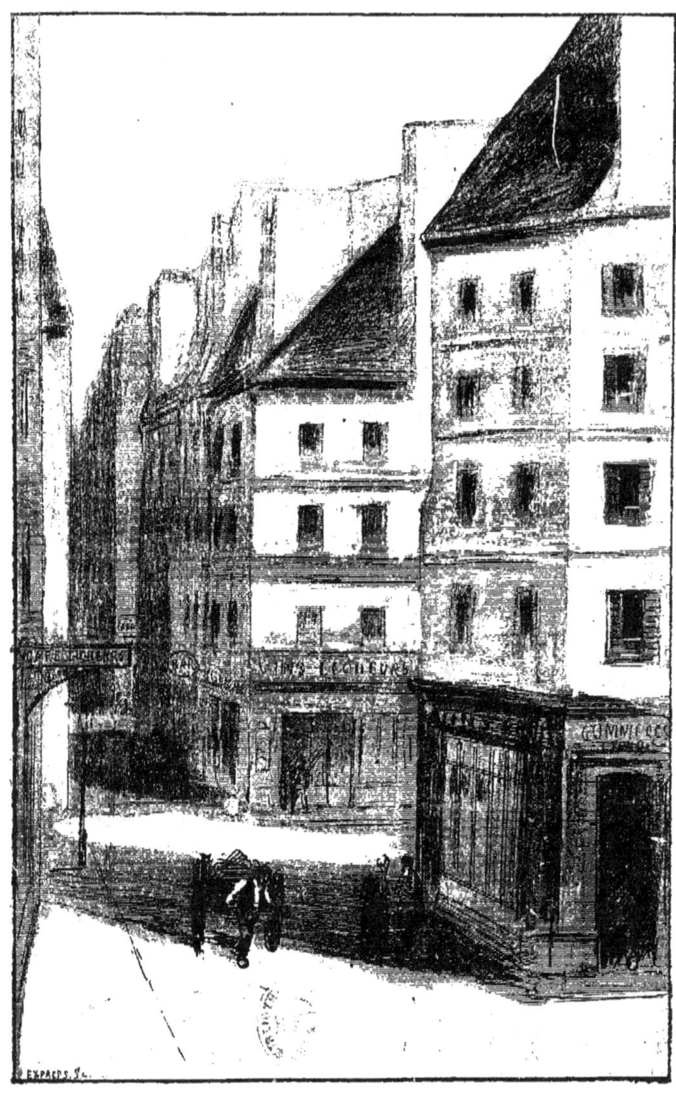

Fig. 54. Une rue de Paris.

La plupart des criminels sont alcooliques. D'une enquête dont les éléments ont été fournis à M. Motet par
les greffiers de plusieurs prisons, il ressort que sur les
détenus pour assassinat on trouva 53 0/0 d'alcooliques,
57 0/0 parmi les détenus pour incendie volontaire,
70 0/0 sur les détenus pour mendicité et vagabondage,
53 0/0 parmi les condamnés pour outrage public à
la pudeur, 30 0/0 sur les condamnés pour coups et blessures, violences, brutalités, etc.

Naguère encore tant que le vin, consommé dans les
villes était naturel ou simplement additionné d'eau,
l'ivresse était généralement gaie et inoffensive : l'ivrogne
chantait. Aujourd'hui, l'ivresse est brutale et agressive.
Une mère parlant de son fils disait à M. Motet : « Quand
il boit il devient fou... Quand son père avait bu il était
seulement ennuyeux, mais jamais dangereux. Lui, il me
fait peur. »

Remarquez en passant que le cabaret et le café doivent
fatalement attirer l'ouvrier. Pour lui, l'un et l'autre
jouent le même rôle que le salon, le cercle, les réunions
sociales pour les classes aisées. Le cabaret est un salon,

un endroit plus spacieux, plus gai, plus animé que son modeste logement, un endroit où il se rencontre avec ses camarades, un endroit plus avenant que son intérieur généralement triste, sombre et étroit. Ne pouvant recevoir chez lui, voir chez lui ses pareils, il se rencontre avec eux chez le marchand d'alcools, cela est parfaitement naturel et excusable.

En 1894, la France a bu 1.539.839 hectolitres d'alcool. C'est le chiffre officiel ; mais il ne faut pas oublier qu'il se consomme en outre au moins 2.400.000 litres d'eau-de-vie fabriquée ou introduite frauduleusement par les bouilleurs de cru et contrebandiers. Cette énorme consommation varie suivant les régions.

Le département de la Seine-Inférieure figure en tête du tableau, ses 839.876 habitants ont bu en 1897, 106.500 hectolitres d'alcool, soit 13 lit.,58 par habitant.

Le département de la Somme vient en second rang avec 10 lit.,43 par habitant, dans le Nord la consommation est de 9 lit.,43, de 9 lit.,65 dans l'Aisne, de 9 lit.,43 dans l'Oise. Dans le Pas-de-Calais, la consommation moyenne est de 7 lit.,66 et à Paris la consommation moyenne est de 7 lit.,28. Il convient d'ajouter que la consommation du vin à Paris est de 193 litres par habitant, tandis que dans les départements précédents elle varie de 18 à 20 litres.

Dans la Manche, la consommation d'alcool est de 7 lit.,29 par habitant. C'est à Paris que la consommation du vin par tête est la plus élevée. Dans l'Hérault et la Gironde, elle est respectivement de 191 litres et 161 litres.

Dans les Côtes-du-Nord elle descend à 6 décilitres, à 11 décilitres dans l'Ille-et-Vilaine et à 7 décilitres dans la Manche.

Les départements où la consommation de l'alcool est la plus faible sont la Corrèze, 0,86 centilitres ; le Gers, 0,84 ; le Loir-et-Cher, 0,82 ; la Loire, 0,94 ; la Vendée, 0,93 ; le Lot, 1,13.

En résumé, la consommation totale de 1897 a été de 4,04 par habitant, sans compter les 2.400 hectolitres en fraude.

En 1830 elle était de 1 lit.,12.

En 1860 — 2 lit.,27.

En 1880 — 3 lit.,64.

En 1890 — 4 lit.,35.

Et ces 4 lit.,35 d'alcool *pur* représentent en liqueurs du commerce 11 litres en moyenne.

Dans plusieurs départements chaque adulte consomme de 30 à 60 litres de liqueurs de commerce.

L'alcoolisme coûte directement aux buveurs français une somme de 1.300.000.000 francs par an, sans compter l'argent perdu dans le chômage, la maladie, sans compter les ruines entraînées par ce vice. Un statisticien a calculé qu'avec l'argent « bu » chaque année, chaque famille d'ouvrier pourrait ajouter deux chambres à son logement. La valeur de l'alcool consommé en Angleterre serait de 3.500.000.000 francs par an, celle de l'alcool consommé aux Etats-Unis, de 5.000.000.000 francs par an. Près de trois milliards par an pour trois nations seulement.

Dans la première moitié de ce siècle, d'après Bayle Benoiston de Châteauneuf, Trebuchet Louis, Andras, la phtisie tuait beaucoup plus de femmes que d'hommes, contrairement à ce qui s'observe actuellement. Durant les cinq années 1826-1830, à Paris, pour 6.763 phtisiques féminins il y en eut 5.065 masculins. En 1895, alors que depuis 1880 la consommation d'alcool s'est élevée de 1,46 à plus de 4 lit.,36 par habitant, on n'enregistre que 4.128 décès phtisiques *féminins* pour 6.513 décès *masculins*. Les hommes qui, bien plus que les femmes, ingèrent des alcools impurs, semblent donc de plus en plus mourir phtisiques.

M. Lancereaux, de l'Académie de médecine, a montré que la consommation de l'absinthe et des boissons malsaines progresse chaque année dans des proportions considérables, car, au lieu de 57.732 hectolitres frappés d'octroi en 1885, nous trouvons 129.670 hectolitres en 1892. Par conséquent, la consommation de l'absinthe dans la ville de Paris a plus que doublé dans l'espace de 7 années et ce qu'il y a de plus effrayant, c'est de voir que l'élévation de taux de consommation qui, jusqu'à ces derniers temps, était d'environ 10.000 hectolitres par année, est montée depuis deux ans à 20.000, en sorte qu'aujourd'hui cette consommation doit dépasser

165.000 hectolitres. Tandis qu'en 1850 la consommation d'alcool était de 600.000 hectolitres et qu'elle a passé à 1.300.000 hectolitres en 1885, la proportion des aliénés par alcoolisme a passé de 10,5 0/0 à 16 0/0. Ce chiffre sera d'ailleurs dépassé.

En 1869, il se produisait en Angleterre 764 morts directement dues à l'alcoolisme, soit 34 par million d'habitants. En 1893, il y a eu 2.774 décès du même genre, soit 73 par million, plus du double.

Il y a 700.000 bouilleurs de cru en France, et pour la Normandie seule, d'après M. Salis, les fraudes commises atteignaient le chiffre d'au moins 45 millions de francs il y a trois ans.

Pour 100 aliénés reçus à l'asile Sainte-Anne de 1894, il y a 30 aliénés par alcoolisme direct chez les hommes et 9 chez les femmes. La Suède et la Norvège étaient naguère en proie à un alcoolisme excessif. Cela tenait surtout à ce que toute famille agricole possédait un privilège analogue à celui des bouilleurs de cru, le privilège de posséder un appareil distillatoire et de distiller le grain ou la pomme de terre selon les besoins de la famille. Dans ces conditions, les besoins allèrent se développant d'autant plus qu'il était très facile d'y répondre. Pour remédier à cet abus on imagina le système de Gothenbourg, consistant à supprimer le privilège et à mettre la fabrication et la vente de l'alcool entre les mains d'un petit nombre de personnes.

La loi a réglé les dimensions des appareils : Ils distillent à la fois au moins 112 litres, l'usage de ces appareils n'est permis qu'aux personnes pourvues d'une licence
et le prix d'une licence est assez élevé. Il varie, d'ailleurs,
selon les localités. Chaque fois que l'appareil est mis en
usage, il doit fonctionner pendant 15 jours au moins et
pendant ce temps produire une quantité d'alcool qui est,
en Norvège, d'au moins 23.000 litres, en Suède, 9.500
litres. A la suite de la distillation, un impôt est levé sur
le produit, il est de 2 fr. 50 par gallon (4 lit. 1/2). Par ce
seul fait, la distillerie domestique est tuée. Il n'y a plus
de place que pour la distillation industrielle, dit M. Chaillez-Bert. Pour régler la consommation et surtout celle du
petit consommateur quotidien, la loi n'autorise les distilleries à vendre l'alcool que par quantité minima de
47 litres en Norvège, de 297 litres en Suède. En outre,
le débitant est poursuivi s'il vend un verre à une personne habitant à moins de trois milles et demi de chez
lui. On a voulu, par là, permettre au voyageur en passant de se procurer un réconfortant. Quant au client
d'habitude, on le repousse. Les compagnies qui distillent
et vendent l'alcool sont tenues de verser à l'Etat tous
bénéfices en plus de 50 0/0 du capital. Elles prélèvent
sur ceux-ci de quoi distribuer 5 0/0 du dividende aux
capitalistes. Le reste va à l'Etat. Il y a dans le dernier
exercice reçu de la sorte, 3.850.000 francs. Le jour où
le système sera appliqué partout, les bénéfices seront

bien plus considérables. Il est adopté par 51 villes en Norvège et 78 en Suède.

Son nom vient de ce qu'il a été d'abord appliqué à Gothenbourg il y a 32 ans.

Grâce à ces dispositions, on a réduit considérablement le nombre de distilleries et aussi la consommation de l'alcool. En Norvège, on compte 21 distilleries avec un débit environ pour 6.600 habitants. La consommation a diminué de 50 0/0.

Que faudrait-il pour lutter contre les progrès de l'alcoolisme en France ?

1° Chercher un moyen par lequel il serait impossible de livrer à la consommation publique les alcools de grain et pommes de terre qui sont d'affreux poisons. Le « bon alcool » ou alcool de vin est bien assez mauvais.

2° Abaisser le prix du vin, du cidre et de la bière naturels de France et d'Algérie, par le seul procédé possible qui consiste à abolir les droits d'octroi ou à les diminuer.

3° Abolir la loi de 1888 et rétablir la nécessité de l'autorisation préalable pour l'ouverture d'un débit.

4° Exécuter sincèrement la loi de 1873 tendant à réprimer l'ivresse publique.

5° Relever sérieusement les taux des licences.

6° Relever considérablement le droit sur l'alcool pur qui est actuellement de 156 francs (478 en Angleterre).

7° Interdire la consommation des boissons généralement connues sous les noms d'amers, apéritifs, etc., car les huiles essentielles qu'elles renferment ont une action pernicieuse sur l'organisme humain et comptent dès maintenant parmi les principales causes de dépopulation et d'appauvrissement dans notre pays.

On consomme aujourd'hui 4 litres 1/2 d'alcool pur au lieu de 1 litre 30 en 1880 par tête d'habitant.

C'est là la plus légitime justification de ce mouvement d'opinion qui prend naissance de tous côtés en France contre les ravages de l'alcoolisme, qui fait que les pouvoirs publics commencent à s'émouvoir, comprenant que toutes les forces cérébrales de notre race française sont en train de s'émousser, que l'alcool coûte en somme à notre pays plus qu'il ne rapporte.

Mais avant de vous dire tout le mal que je pense de l'alcool, je veux par des citations vous apprendre tout le bien que certains poètes en ont dit, je veux tout simplement vous faire sentir l'inanition de toutes les chansons à boire dont le lyrisme nous abreuve. Je commence par Molière.

Vous vous souvenez de l'esprit de Sganarelle, dont les plus douces caresses sont pour sa bouteille, tandis qu'il tape dur sur sa femme. Les pauvres femmes qui ont des maris ivrognes sont malheureusement souvent ainsi :

> Qu'ils sont doux, bouteille jolie,
> Qu'ils sont doux vos petits glouglous,

> Ah ! mon sort ferait bien des jaloux
> Si vous étiez toujours remplie
> Ah ! bouteille, ma mie,
> Pourquoi vous videz-vous ?

Ce bûcheron si poétique oublie souvent dans l'ivresse de gagner le pain de ses enfants... Il n'y a décidément rien de nouveau sous le soleil.

Voici quelques couplets plus modernes, consacrés au vin, où l'on sent poindre un délire systématisé :

> La nuit pendant que je sommeille,
> A boire étant sans cesse prêt,
> Je rêve que je suis bouteille.
> Et que je me bois tout d'un trait..
> Oui, je voudrais, mais c'est un rêve,
> Avoir un corps miraculeux
> Dans lequel le doux jus sans trève
> Coulerait comme dans un creux
> Je voudrais que d'un vin d'ripaille
> L'Océan soit un réservoir
> Et que pour le mettre en bouteille
> On me prenasse pour entonnoir.

Un proverbe italien traduit aussi les effets de l'ivresse à ses trois degrés : Les premiers verres donnent du sang d'agneau qui adoucit ; les seconds du sang de tigre qui rend furieux et les derniers du sang de porc qui fait rouler dans la boue.

Voici ce que pense l'ouvrier.

> Faut du charbon
> Nom de nom !
> Pour chauffer la machine
> Au va-nu-pieds qui chine,
> l'faut sacrebleu,
> Son p'tit coup de bleu.

Oui, la chaleur du vin réveille d'abord le corps mais après il atténue la motilité, diminue l'effort, tue la volonté. Ces effets lyriques de l'alcool me portent naturellement à vous parler des accidents nerveux de l'alcoolique. Le trouble nerveux le plus fréquent chez l'alcoolique est un tremblement surtout accusé aux membres supérieurs et aux mains.

Il a sa plus vive intensité le matin à jeun, rend l'individu inhabile et s'amende peu à peu pour disparaître dans la journée sous l'influence de nouvelles libations. Les troubles de la sensibilité sont fréquents ; douleurs de tête, vertiges, fourmillements, crampes dans les mollets, perte de la sensibilité qui envahit parfois une moitié du corps. L'ouïe, la vue, sont perverties, certains malades éprouvent des hallucinations, des convulsions épileptiformes, des accès de manie aiguë, une tristesse invincible qui les mène à l'idiotisme. Quelques-uns présentent des troubles cérébraux qui ressemblent à ceux de la paralysie générale, mais évoluent beaucoup plus rapidement vers la démence.

Le sommeil des alcooliques est troublé par des cauchemars affreux. Le plus ordinairement l'alcoolique croit voir des rats, des serpents courir sur son lit, dans sa chambre.

Le plus dramatique des accidents nerveux de l'alcoosme est le *délirium tremens*. Le malade est pris du délire professionnel violent, bruyant, furieux, l'insomnie est complète, les mouvements désordonnés. Cet état dure de cinq à six jours, puis tout rentre dans l'ordre à moins que le délire ne s'accompagne d'élévation de la température, auquel cas il n'est point rare de voir arriver la mort.

Ajoutons que ce délire est très souvent délictueux. On peut aussi voir survenir chez l'alcoolique et plus spécialement chez la femme des paralysies qui ont un caractère particulier.

A la suite de libations continues, l'individu ressent des fourmillements dans la partie externe de la jambe, des crampes qui se généralisent bientôt à tout le membre, une augmentation exquise de la sensibilité qui fait que le moindre attouchement est cause de douleur. Puis rapidement une paralysie survient qui intéresse presque exclusivement le groupe des muscles qui commandent les mouvements d'extension du pied. Cette paralysie est flasque, les masses musculaires perdent assez rapidement leur relief, l'atrophie s'installe, le muscle n'obéit plus à l'excitation électrique et l'individu, privé des mouvements d'extension du pied, prend en marchant une attitude absolument spéciale.

Comme il ne peut relever la pointe du pied par suite de la paralysie des muscles extenseurs, il est menacé de butter à chaque pas, son pied traînant le sol.

Pour remédier à cette impotence il lève fortement les genoux à chaque pas et ainsi il arrive à progresser, la pointe du pied touchant toujours le sol la première.

Laissez-moi vous montrer un vilain exemple de ce qui peut arriver à une personne alcoolique :

Il y a quelque temps une jeune fiille C* M*, âgée de 19 ans, comparaissait devant la onzième chambre correctionnelle, présidée par M. Planteau. C'est une charmante personne lorsqu'elle n'est pas en proie aux crises que lui causent ses excès d'alcoolisme, et qui lui font mordre le premier venu, lorsqu'elle ne joue pas du couteau.

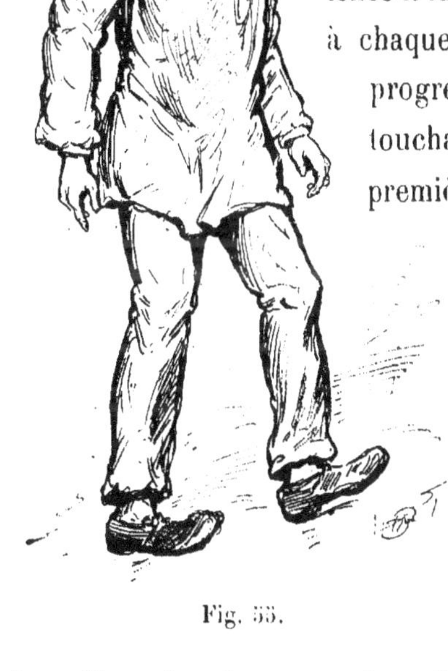
Fig. 55.

C'est ainsi qu'il y a quelque temps, vers minuit, place Pigalle, elle frappait sans motif, de plusieurs coups de couteau, un marchand d'olives, qu'elle mordit ensuite à la main.

Arrêtée immédiatement, elle fut soumise à l'examen d'un médecin aliéniste, qui a rédigé sur elle un rapport dont voici un extrait bien curieux :

« Irascible, emportée, brutale, elle est toujours prête à commettre, à la moindre impulsion, un acte de violence. De plus, par intervalles assez fréquents, alors qu'elle est à jeun, en état d'abstinence alcoolique (relative) il lui passe tout à coup par la tête l'idée de frapper quelqu'un ou de se frapper elle-même. Alors, elle s'arrache les cheveux, se donne des coups de clef, de canif, se mord, etc.

« Elle présente en différentes parties du corps des cicatrices et des blessures qu'elle prétend s'être faites elle-même de cette façon.

« D'autres fois, elle casse des meubles, des verres. Elle ne sait plus ce qu'elle fait, prétend-elle, en ces moments-là. Elle ressent des coups de marteau dans les tempes ou elle a des boules devant les yeux ; cela lui « bourre » l'estomac, et elle frappe en aveugle. Cette tendance à l'impulsivité se retrouve même dans les rêves : par exemple, il lui arrive de rêver qu'elle brise des têtes avec ses pieds et marche sur des cervelles écrasées. »

Nonobstant, le médecin aliéniste ayant conclu à la responsabilité de la jeune alcoolique, le Tribunal l'a condamnée, pour coups et blessures sur le marchand d'olives, à huit mois de prison.

Espérons que c'est dans une maison de santé qu'on lui aura fait subir sa peine.

Cela devrait vraiment vous dégoûter pour toujours de l'alcool.

Les poisons humains. — Le tabac

Il y a quelque temps c'était le *quatrième centenaire du tabac,* mon ami Jean Drault écrivait à ce sujet cette délicieuse et vraie fantaisie :

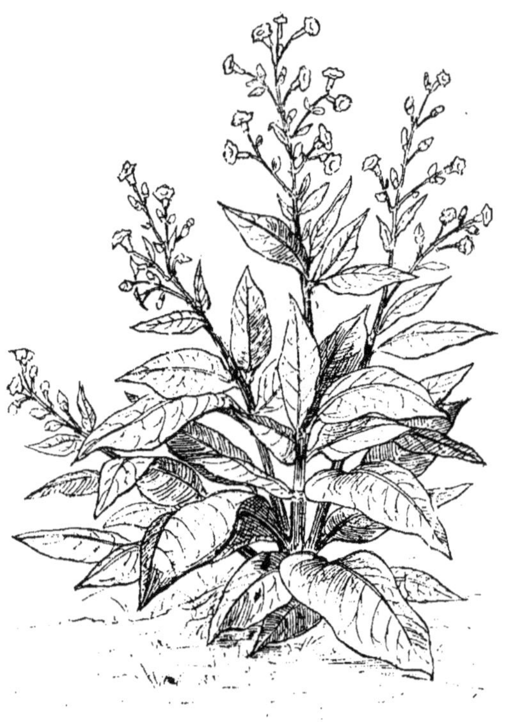

Fig. 56. — Pied de Tabac.

Voilà quatre siècles dit-il que Christophe Colomb apporta aux Européens la petite plante que les gouver-

13

nements vouèrent à l'exécration, en attendant qu'ils la fissent cultiver avec un amour non désintéressé.

Il est, en effet, fort comique en même temps que fort instructif de constater avec quelle désinvolture les gouvernements poussent aujourd'hui à la consommation de ce tabac dont ils interdirent jadis l'usage sous peine des châtiments les plus féroces.

Louis XIV le proscrivait à sa cour comme indigne de la bonne société, et la Sorbonne se déclara incompétente dans l'importante discussion qui eut lieu entre les Jansénistes et Molinistes sur les inconvénients du tabac.

Le sultan Murad IV, lui, loin d'imiter la réserve prudente de la Sorbonne, se prononçait de la façon la plus énergique contre l'usage du tabac, en faisant impitoyablement trancher le nez des priseurs.

Et, comme, malgré les rigueurs de la répression, les Musulmans s'obstinaient à priser avec une ardeur à peine contenue, il y a gros à parier que le sultan Murad IV eût gagné des millions en trafiquant des nez de ses sujets.

Ses successeurs furent moins barbares, mais plus pratiques, car ces millions dédaignés par l'ennemi du tabac, il les regagnèrent largement en vendant ce tabac primitivement interdit.

Dès lors, bien loin d'abattre les nez des sectateurs de Mahomet, les sultans les respectèrent et rien ne leur fut plus agréable que de les voir remplis de la poudre lucrative.

De l'Orient à l'Occident, il en fut de même. Et nos
pères ne restèrent pas en arrière sur leurs voisins, si
l'on songe qu'un 1674, à une époque où le tabac n'était

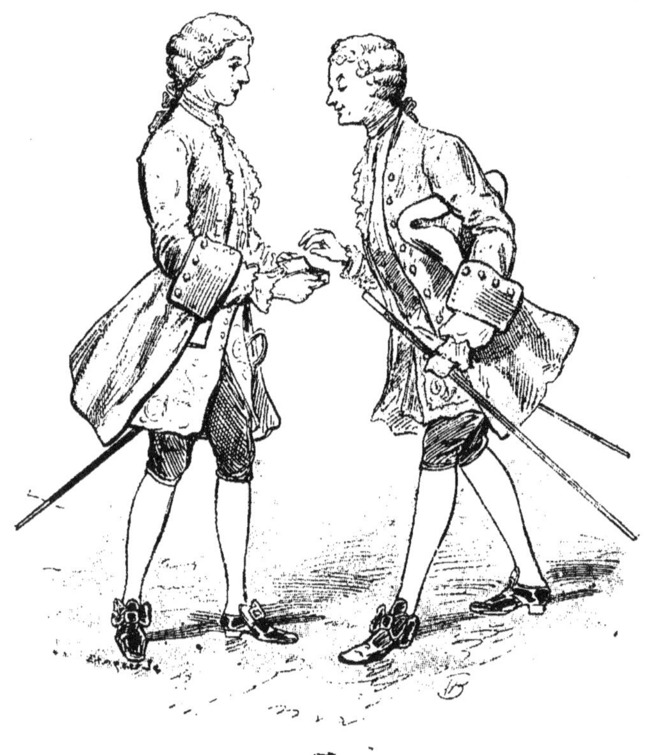

Fig. 57. — Il fait les délices des marquis.

point admis encore à la cour, il rapportait bon an mal
an à la régie la somme respectable d'un million de
livres !

Le succès du « petun » — ainsi s'appelait le tabac jadis — était dès lors assuré.

A partir de ce moment, sa propagation est immense.

Sous Louis XV, on le prise, — sans jeu de mot ! Il fait les délices des marquis et du roi lui-même ; les ciseleurs et les orfèvres créent les tabatières d'or, qui font aujourd'hui l'orgueil des riches collectionneurs, et la façon de sortir de sa poche de délicieuse boîte, d'y prendre une pincée de la poudre brune, de l'aspirer et de secouer le jabot de dentelles, fait partie de l'éducation des jeunes talons rouges.

Pourtant le tabac possède encore des ennemis : ce sont les prêtres et les médecins.

Les premiers se plaignent d'être interrompus en chaire par le bruit que font les priseurs en rapant leur tabac. Les seconds prétendent, comme Fagan, que l'usage fréquent du tabac abrège la vie : *Ergo ex tabato usa frequente vitæ summa brevior.*

Adversaires amusants, quand l'on songe que Fagan, en prononçant sa phrase latine, plongeait l'index dans la tabatière d'argent que lui tendait malicieusement son contradicteur le professeur Courtigi. Il éternua, dit-on, en prononçant le mot *brevior.*

C'est de cette époque aussi que date la chanson : « J'ai du bon tabac », et les soldats et les matelots qui, jusqu'à présent, avaient placé leur bonheur dans le vin adjoignaient à cet élément de félicité la pipe de tabac :

Contre les chagrins de la vie,
On crie « et ab hoc et ab hac ».
Moi, je me crois digne d'envie
Quand j'ai ma pipe de « tabac »

. . . .

Le soldat bâille sous la tente,
Le matelot sous le tillac ;
Bientôt, ils ont l'âme contente
Avec la pipe de tabac.

. . . .

Ainsi chantait Raveaux, dans le « Petit Matelot ».

Le tabac ne fut point détrôné par la Révolution. Seulement, la tabatière du

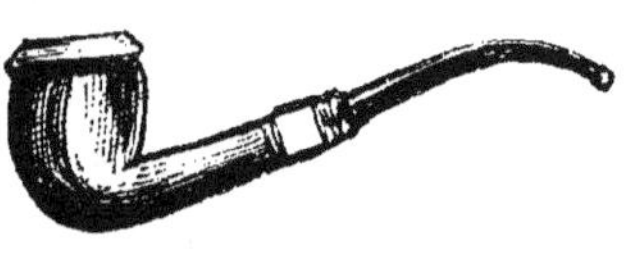

Fig. 58.

marquis fut remplacée peu à peu en ce siècle par la pipe démocratique.

On fume plus, on prise moins.

Et j'ajouterais, ils ont parfaitement raison, car le tabac est l'un des ennemis du genre humain.

L'excès en tout est un défaut. Les fumeurs sont payés pour le savoir : trop de cigares, trop de cigarettes ! Et viennent les maux d'estomac, les étourdissements, les vertiges, les douleurs rétro-sternales, les battements du cœur précipités et inégaux, les intermittences du pouls, l'angine de poitrine, tabagique, etc... Dernièrement un ami grand fumeur vint me voir : « Je voudrais savoir pourquoi je perds la mémoire des mots par moments. Je cherche mes mots, c'est insupportable. Ainsi en ce moment, je cherche une expression qui me hante depuis ce matin… Impossible de la rattraper, elle me fuit. » Et il se creusait la tête inutilement. Il me fallut bien répondre. « L'expression cherchée, je ne la devine pas bien entendu, mais la cause des troubles je la sais, c'est le cigare… » Et mon ami tirait nerveusement des bouffées de son cigare. C'est le cigare ! Eh ! oui. L'abus du tabac amène quelquefois une intoxication qui a pour effet de faire perdre la mémoire de certains mots. Il y a céphalalgie, vertiges, aphasie, c'est-à-dire troubles de la parole hémiparésie droite, M. le docteur Richardière a montré que l'intoxication tabagique avait quelquefois pour conséquence l'aphasie. M. Chevreau, dans une thèse inaugurale, a confirmé cette opinion. Et positivement, celui qui fumera trop dans une chambre close, finira par voir s'en aller sa mémoire, si bonne qu'elle soit.

Le priseur de tabac n'est pas accessible à l'affection, c'est seulement le fumeur endurci.

L'aphasie tabagique survient sous forme d'attaques brusques, toujours précédées d'un abus de tabac ; en général elle est accompagnée de troubles cardiaques. Le malade n'y comprend rien, les mots ne lui viennent plus ni les noms propres, ni certains mots communs. Il a beau s'efforcer de les tenir au bout de la langue. Peine perdue ; puis après la crise la mémoire revient peu à peu.

Quelquefois l'amnésie persiste pour certains mots. En général le langage exprimé perd de la netteté et le sujet craint toujours de ne pas rencontrer le mot juste. Il arrive même qu'il y a cécité verbale absolue ; il perd momentanément la faculté d'émettre toute espèce de sons articulés ; heureusement cette cécité n'est que transitoire et disparaît après quelques heures aussi brusquement qu'elle s'était produite.

La faculté d'exprimer n'est ici en quelque sorte que voilée, elle n'est pas atteinte comme dans les aphasies accompagnées de lésions du cerveau dans lesquelles il faut une seconde éducation pour apprendre de nouveau à parler. Ce qu'il faut redouter c'est surtout l'intoxication tabagique qui, à l'insu du fumeur, diminue peu à peu ses facultés, lui enlève le souvenir de quelques mots d'abord puis des images auditives et enfin altère progressivement la parole. Ce fumeur là est un malade et l'on ne saurait trop l'en avertir. Il est bon de rappeler ces faits pour le diagnostic, et pour dire qu'à la longue les accidents tabagiques, arrivés à ce dégré, peuvent amener chez le sujet les altérations les plus graves. Un seul traitement est à employer et il réussit toujours fort heureusement : c'est la suppression absolue du tabac. Donc, fumons si vous le voulez, mais n'abusons pas. C'est un principe vieux comme Hérode mais qu'on oublie toujours parce qu'on y met de la bonne volonté.

Ici je demande la permission de citer cette ancienne et

amusante fantaisie écrite par un charmant écrivain Jules Sandeau. Ceci a été écrit il y a plus de 30 ans, et cependant c'est et ce sera toujours vrai.

« Le cigare, a-t-il dit, est une des plus belles conquêtes du vieux monde sur le nouveau. Il serait curieux de remonter à l'origine du cigare, d'assister à ses dévelop-

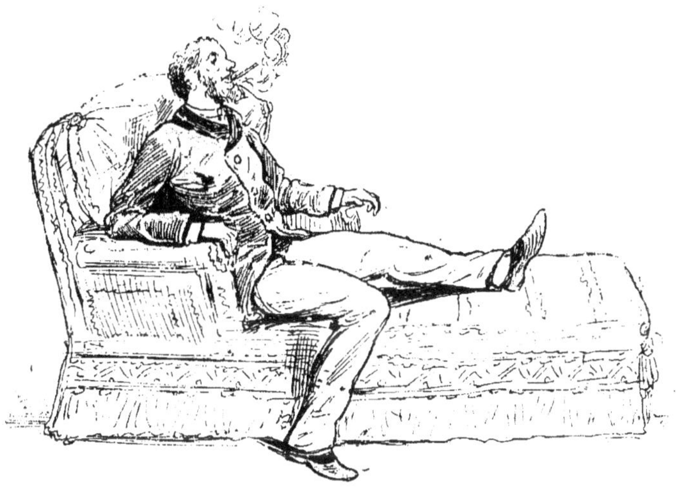

Fig. 59. — Le fumeur de cigare.

pements, de le voir grandir, se répandre, s'élever aux plus hautes sommités ; d'étudier toutes les transformations qu'il a dû subir pour passer des lèvres du commun des fumeurs aux lèvres rosées de nos dandys et même de quelques femmes.

Certes, cette histoire ne serait pas sans quelque intérêt, car aucune époque n'offre peut-être un exemple de fortune aussi rapide que celle du cigare.

Le cigare est partout ; il est le complément indispensable de toute vie oisive et élégante ; tout homme qui ne fume pas est un homme incomplet ; le cigare a remplacé aujourd'hui les petits romans du xviiie siècle, le café et les vers alexandrins. Il ne s'agit pas ici du cigare primitif, dont l'odeur vireuse et la saveur âcre et repoussante arrivaient aux lèvres martyres par le tuyau d'une paille légère : la civilisation a singulièrement altéré cette nature naïve du cigare.

L'Espagne, la Turquie, la Havane se sont laissé dérober par nous leurs trésors les plus précieux de fumée et de rêverie, et nos lèvres ne peuvent plus filtrer à cette heure que la vapeur parfumée des feuilles odorantes qui ont pour nous traversé la mer.

Ne me demandez pas le charme des rêveries, les extases contemplatives dans lesquelles nous plonge la fumée du cigare ; ces rêveries, ces extases échappent à la parole, qui ne saurait les fixer ; elles sont vagues et mystérieuses, insaisissables comme les nuages odorants qui s'exhalent de votre *mexico* ou de votre *panatella*.

Sachez bien seulement que si vous ne vous êtes jamais trouvé, par quelque soirée d'hiver, couché sur un divan aux coussins élastiques, devant un feu clair et joyeux, enveloppant le globe de votre lampe ou la clarté blanche et mate de votre bougie de la fumée d'un cigare onctueux, laissant vos pensées molles s'élever incertaines et vaporeuses comme le nuage flottant autour de vous, sachez, ami lecteur, que si vous ne vous êtes jamais trouvé ainsi, vous n'êtes point encore initié aux plus douces joies d'ici-bas.

Casanova, Vénitien, qui a voulu écrire ses mémoires, afin qu'on ne pût dire qu'il n'a pas eu tous les travers, prétend que la seule jouissance du fumeur consiste à voir la fumée du cigare s'échapper de ses lèvres. Je crois, Vénitien, que vous avez touché faux.

La fumée du cigare est comme l'opium en Orient : elle produit un état d'exaltation fébrile, source de jouissances toujours nouvelles. Le cigare endort la douleur, distrait l'inaction, nous fait l'oisiveté douce et légère, et peuple la solitude de mille gracieuses images.

La solitude sans un ami ou sans un cigare est insupportable à ceux qui souffrent. Au reste, je suis obligé de l'avouer, je ne sais pas d'importation plus dangereuse, plus profondément immorale que celle du cigare fashionable : ce sera la perte des fils de famille, et l'immoralité des maisons de jeu et des mauvais lieux pâlira devant celle de ce cigare immoral et pervers.

C'est lui qui nous pousse à l'indolence, qui nous fait rêveurs, oisifs, contemplatifs, inutiles ; il nous aura fait plus de mal que la littérature allemande, les idées de Werther, les songes creux de René et les contes fantastiques d'Hoffmann.

Ceci vous semble peut-être un paradoxe, eh bien fumez ; réfléchissez ensuite, si vous pouvez, et vous me direz si un cigare n'offre pas autant de danger aux âmes faibles et portées à la rêverie que l'égoïsme poétisé d'Obermann.

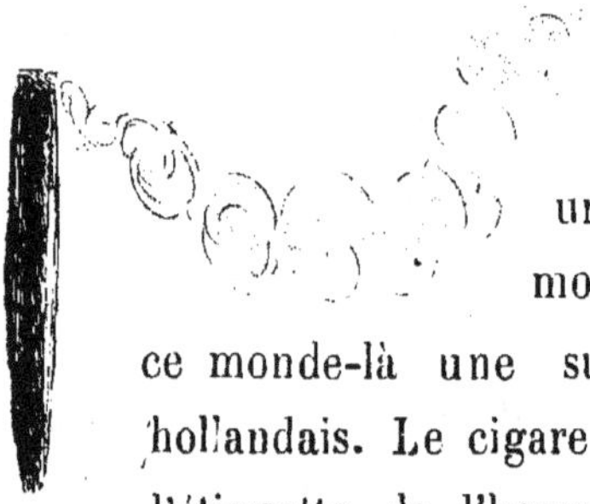

Le cigare, qui s'est glissé dans le monde élégant, a fait surtout une large irruption dans le monde artistique : il a fait de ce monde-là une succursale de l'estaminet hollandais. Le cigare est la livrée, l'enseigne, l'étiquette de l'homme de lettres et de l'ar-

Fig. 60. tiste.

Avez-vous jamais assisté aux petits levers de quelque célébrité contemporaine ?

Nos célébrités à la mode ne se lèvent aujourd'hui que dans un nuage de fumée, nos grands hommes ont chaque matin un cercle d'adorateurs qui viennent amuser l'idole du jour et lui fumer au nez ; il s'y dépense moins d'esprit que de cigares, et vous y verrez plus de fumée que de gloire.

On sait que la maladie donnée par l'abus du tabac a reçu le nom de *Tabagisme*.

Le *Tabagisme aigu* a été très fréquemment observé par la voie gastrique (vice de l'estomac), par la voie cutanée, etc. (1). Des cas de mort ont été même observés.

Quand les vomissements sont intenses et que l'estomac contient encore quelques aliments au moment où se produisent les mouvements antipéristaltiques, les malades éprouvent du soulagement.

On a vu des cas d'empoisonnement causés par des lavements de tabac donnés comme vermifuges, à la dose de deux grammes pour un lavement ; par des feuilles fraîches de tabac appliquées sur la peau ; par des décoctions faites avec ces feuilles.

Depuis l'affaire de Bocarmé, on ne constate guère d'empoisonnements criminels par le tabac. Le public sait, aujourd'hui, que le poison peut se trouver dans les cadavres très longtemps après la mort : 2, 4 à 9 mois après l'ingestion du poison.

Les symptômes par *l'empoisonnement de la nicotine*

(1) La pipe est souvent contagifère et malheureusement nombre de personnes se prêtent mutuellement leurs pipes.

M. le Dr Cortyl a publié, dans une thèse, un grand nombre d'observations démontrant que le tuyau de pipe peut servir de véhicule au virus du cancer rongeur des fumeurs. Mais ce qui est plus extraordinaire, c'est que la pointe du crayon peut aussi transmettre des maladies contagieuses. Le fait a été affirmé par M. le D^r Le Grix à la séance du 10 juillet de la Société de médecine dosimétrique.

Un Monsieur a été atteint d'une maladie contagieuse, après avoir fait usage, à plusieurs reprises, d'un crayon appartenant à un Monsieur qui avait cette maladie. Tous deux humectaient la pointe du crayon avec leur salive avant de s'en servir.

Puisqu'il en est ainsi, à combien plus forte raison les bouts de cigarette et de cigare ramassés dans les ruisseaux... et ailleurs, peuvent-ils transmettre des affections contagieuses ?

sont assez nombreux : brûlure vive dans l'arrière-gorge ; douleurs déchirantes dans l'estomac ; diarrhée ; irrégularité et petitesse du pouls ; défaillances ; tremblements ; convulsions et paralysie suivie de mort dans la plupart des cas.

Dans le début de l'empoisonnement, le malade s'agite et ne peut tenir en place ; il éprouve une forte sensation de chaleur à l'épigastre et dans le ventre ; pouls dur et rare ; sueurs froides ; respiration accélérée ; vomissements ; selles ; vertiges ; stupeur ; défaillance ; paralysie et colapsus ; dilatation de la pupille ; respiration lente et embarrassée ; arrêt du cœur et mort.

La convalescence est longue et le malade conserve une aversion définitive pour le tabac.

La nicotine, comme tous les alcaloïdes, ne produit aucune lésion caractéristique des organes.

Dans un cas, où le criminel avait fait ingérer de force le poison, des traces de brûlures se remarquaient dans la bouche, l'œsophage et l'estomac. Mais, en général, l'autopsie ne donne que des indications négatives, sauf le cas, encore une fois, où le poison a été absorbé à doses massives.

On perçoit une forte odeur de tabac à l'ouverture de l'estomac, de l'abdomen, des poumons, etc... Cette odeur vireuse de la nicotine est un des caractères les plus sensibles dans les autopsies de ces empoisonnements ; cette odeur désagréable se conserve longtemps dans les cadavres à l'abri de l'air.

Robin fait de ce poison un antiseptique remarquable. La preuve de cette assertion se retrouve dans la conservation prolongée des cadavres de personnes empoisonnées par la nicotine.

Le traitement dans l'empoisonnement nicotinique massif est généralement inefficace, la mort survenant trop rapidement.

Dans les cas moins foudroyants, il faudra pratiquer le lavage de l'estomac immédiatement ; puis, administrer des décoctions d'écorce de chêne, de l'acide tannique ou de quinquina ; mais, dans les cas aigus rapides, toute manœuvre est sans effet satisfaisant.

Comme on le voit, le tabagisme aigu offre peu de chances de succès au praticien. Il n'en est pas de même du tabagisme chronique.

On peut s'empoisonner en *fumant*, en *prisant*, en *chiquant*.

La pipe, le cigare et la cigarette ont encore leurs partisans. Nous ne comprenons pas l'usage quotidien du poison, surtout lorsque rien ne commande cet usage et que le bon sens, la science et la propreté le réprouvent.

On nous assure qu'une grande partie de la nicotine disparaît dans le tabac brûlé. Nous voulons bien croire sur parole les habiles chimistes, dont *bon nombre fument*, mais on ne peut méconnaître ce fait que la nicotine n'est brûlée qu'à demi ; l'autre moitié passe dans la fumée avec les autres bases : ammoniaque, méthylamine, acide cyanhydrique, cyanures, oxyde de carbone et bon nombre de substances non azotées.

Presque tous ces corps sont doués d'une toxicité très remarquable ; la fumée de tabac, surtout si elle est inhalée dans les poumons, peut être une cause sérieuse d'intoxication.

Qui ne se rappelle pas les angoisses consécutives à une première pipe, à un premier cigare et même à une première cigarette ?

Nous avons connu des jeunes gens qui n'avaient jamais pu s'habituer à fumer, malgré *tous leurs efforts* pour contracter cette habitude.

Les plus grands ravages du tabac se manifestent dans les domaines de la *nutrition*, de l'*innervation* et de la *circulation*.

La pipe, la prise et la chique montent seule à seule ou simultanément à l'assaut de la vie intellectuelle et physique.

Un fumeur avéré peut s'intoxiquer en fumant trop, c'est-à-dire en fumant plus qu'à l'ordinaire. Tous les fumeurs, priseurs ou chiqueurs sont incommodés par les doses exagérées de tabac dans un temps donné.

De cet usage mauvais, il en résulte des troubles multiples insidieux, progressifs et dangereux que l'on pourrait atténuer par des remèdes précis et rationnels.

La *perte d'appétit* pourrait être corrigée par la quassine ; le *pyrosis*, par le lactate de fer et la pepsine, 3 ou

4 granules de chaque tous les jours ; le *vertige*, par l'arséniate de strychnine et la caféine ; l'*embarras de la parole*, par la caféine, l'hydro-ferrocyanate de quinine ; les *hémiplégies passagères*, par l'arséniate de strychnine, l'hyoscyamine, le sedlitz Ch. Chanteaud ; les *palpitations*, par la digitaline, le sedlitz et le valérianate de fer ; la *perte de la mémoire*, par l'hypophosphite de strychnine, l'arséniate de fer, la caféine.

Il est rare de rencontrer un homme qui ayant fait, toute sa vie, usage de tabac, ait conservé sa mémoire dans des conditions normales.

On nous citera des exceptions, cela ne change pas la règle générale.

C'est la mémoire des noms propres qui part la première ; nous avons connu plusieurs *pochards* de tabac qui, à soixante ans, ne se rappelaient plus le nom de leurs anciens camarades, à soixante-cinq ans les prénoms de leurs propres enfants.

Cet état désastreux du cerveau s'accentue toujours avec le nombre des années.

A côté de ces malades qui sont le plus grand nombre, on en rencontre d'autres qui peuvent impunément fumer, priser, chiquer toute leur vie, du matin au soir, sans éprouver le plus léger degré de diminution de leurs facultés cérébrales, et, en particulier, la plus précieuse d'entre toutes, la mémoire.

Le cancer des lèvres, cancer des fumeurs, n'est pas

rare chez les vieillards qui ont la fâcheuse habitude de fumer dans des pipes courtes et très noires, *très culottées*, désignées pour cela, et avec juste raison, par un mot plus énergique et plus vrai que poétique : *brûle-gueule*.

Puis, surviennent des psoriasis buccaux, plaques laiteuses des fumeurs, le ptyalisme, les stomatites spéciales, etc.

A ces troubles, il faut ajouter ceux qui sont peut-être les plus fréquents et les plus sérieux dans le tabagisme chronique, ce sont ceux qui portent sur l'appareil cardiaque.

L'excès, dans l'usage du tabac, provoque des battements du cœur, des palpitations et des intermittences chez des sujets qui n'ont aucune lésion organique.

Le malade est très inquiet de ces désordres, qui cessent immédiatement quand l'usage du tabac est supprimé en totalité.

Le plus grand danger qu'offre l'usage du tabac c'est *l'angine de poitrine tabagique* ; c'est le plus redoutable accident de l'intoxication nicotinique chronique.

On pourrait même ajouter que c'est la seule angine de poitrine toxique dont la véritable cause ne soit pas sujette à contestation.

Les travaux de Gélineau, sur l'épidémie tabagique de l'équipage du vaisseau l'*Embuscade*, viennent à l'appui de nos observations.

L'état de surmenage et de débilitation dans lequel se trouvent aussi certains fumeurs, contribue beaucoup au développement de l'angine de poitrine, en favorisant les effets nocifs du poison.

Certains sujets peuvent avoir des accès d'angine de poitrine en ne fumant qu'une seule cigarette ou, même, en séjournant durant quelques heures dans un endroit où plusieurs personnes fument.

Ces malades sont plus disposés aux ravages de la nicotine en séjournant dans une atmosphère de tabac, sans fumer, qu'en fumant eux-mêmes à l'air libre. Cela s'explique très bien. Dans l'atmosphère de tabac, on est obligé d'inhaler les produits nocifs de la fumée qui pénètrent ainsi jusque dans les alvéoles pulmonaires, et sont absorbés en quantité beaucoup plus considérable que si la fumée est simplement aspirée dans la bouche et rejetée.

Voilà pourquoi l'homme généreux et prudent, qui a la fâcheuse habitude de brûler du tabac, ne fume jamais dans sa chambre à coucher ni dans ses appartements, afin de ne pas *empoisonner sa femme et ses enfants* ;… il se contente de s'empoisonner tout seul : c'est d'un bon cœur.

Quand le malheur veut que le chef de la famille ignore ces lois inflexibles de la vie, il n'est pas rare de voir la mère et les petits éprouver des palpitations cardiaques plus ou moins intenses, qu'on pourra sensiblement améliorer par l'hyoscyamine et la digitaline.

Si les causes morbides persistent, les symptômes augmentant d'intensité, les malades pâlissent, maigrissent, perdent le sommeil et l'appétit.

De là, tant de désordres moraux et physiques chez les adolescents énervés, excités, *déséquilibrés*.

De là, aussi, le changement de caractère de leur mère, de cette chère et précieuse créature au caractère gai et à l'âme heureuse quand elle s'est mariée.

Cet état moral s'établit insensiblement, en deux, quatre, dix ou quinze ans, mais il s'établit et quand il a conquis le droit de cité, il perpétue l'ennui, l'agacement, l'hypocondrie et quelquefois le deuil dans la famille. Que de maris qui sacrifient à une passion dangereuse la quintessence du bonheur de toute leur vie !

Très souvent, dit Potain, le tabac paraît déterminer directement, soit du spasme des coronnaires, soit une excitation des plexus nerveux.

C'est le tabac mastiqué, au dire de certains auteurs, qui paraît être le plus dangereux.

Il provoquerait des gastrites chroniques incurables, des stomatites graves, des altérations des dents et desgencives.

Les personnes qui font quotidiennement usage de ce tabac et qui, en même temps, font des abus d'alcool, sont très exposées aux accidents cachectiques et à ceux que nous venons d'énumérer tout à l'heure.

Mentionnons, pour terminer cette étude succincte, les accidents que présentent les ouvriers des manufactures de tabac.

Une partie de la nicotine s'échappe dans l'atmosphère de l'usine, qui devient quelquefois irrespirable. A ces émanations de nicotine viennent s'adjoindre d'autres produits de fermentation, ammoniaque, etc.

De là le malaise de presque tous les ouvriers au début de leur apprentissage.

Nous ne pensons pas que ces manufactures engendrent la tuberculose. Nous ne saurions affirmer, également, qu'elles prédisposent à cette maladie d'une façon énergique ; mais nous affirmons hautement qu'elles abrègent la vie des ouvriers qui y travaillent, surtout si ces ouvriers boivent de l'alcool, et ils en boivent tous ou presque tous ; nous affirmons aussi qu'elles sont une cause première de sélections humaines...

Un brave instituteur, M. Mengin, à Laneuvelle-les-Coiffy (Haute-Marne), frappé des préjudices considérables causés par l'abus du tabac au fumeur, à sa famille et à la société tout entière, s'est attaché à combattre dans cette commune l'abus et pour cela il a poursuivi un triple but :

1° Empêcher que les enfants de l'école ne contractent l'habitude de la cigarette ;

2° Veiller à ce que les adultes quittent cette pernicieuse habitude ;

3° Faire le possible pour diminuer le nombre des fumeurs parmi les pères de famille.

Nous tenons à montrer comment il s'y est pris pour les jeunes garçons de l'école.

Voici ce qu'il raconte et on ne saurait trop louer ce qu'il a fait là et souhaiter que beaucoup fassent de même :

MOYENS EMPLOYÉS

« J'ai d'abord tourné mes efforts contre les enfants de l'école.

Mon prédécesseur, longtemps malade, n'avait pu réagir contre la tendance fâcheuse ; il avait été maintes fois suppléé par des jeunes gens qui ne craignaient pas de rouler la cigarette devant les écoliers ; aussi la classe, à ce point de vue, avait un aspect lamentable à mon arrivée.

Les plus grands fumaient ostensiblement devant moi ; quelques-uns se cachaient quelque peu.

J'ai dû réagir vigoureusement.

Je me suis efforcé de leur démontrer combien *l'usage du tabac serait désastreux pour leur santé*, et cela m'était d'autant plus facile que j'avais les exemples tout prêts : les plus grands fumeurs avaient le visage pâle et étiolé, toujours ils étaient *les derniers de leurs cours* ; jamais on ne pouvait obtenir d'eux aucune bonne leçon.

Je prenais d'abord les fumeurs en particulier, en insistant sur l'intérêt que je leur portais ; puis dans des leçons communes sur les dangers du tabac ; dans des devoirs journaliers, dictées, problèmes ou rédactions concernant le tabac.

Raillerie. — Par la raillerie. Ce procédé est celui qui réussit le mieux ; les enfants qui fument pour se donner

des airs d'hommes, se convertiront, si on leur fait remarquer qu'ils se rendent ridicules.

Gravures. — Les enfants aiment les gravures. On peut
tirer parti de cette attraction pour ridiculiser les amis de
la cigarette.

Amour de l'école. — Les enfants fument le plus souvent en cachette, loin des yeux des parents et du maître.

Si on leur fait aimer l'école, ils reviendront volontiers
jouer sous les yeux du maître : c'est ce à quoi je me suis
attaché en rendant mon enseignement aussi agréable
que possible, en ornant les murs de l'école de tableaux
et de gravures.

Institutions. — Je me suis efforcé de tourner l'activité
des enfants vers un but utile ; à cet effet, j'ai créé, dès
mon arrivée, plusieurs institutions :

1° Société protectrice des animaux et des insectes utiles (Cette Société m'a valu une médaille de bronze de la
Société protectrice des Animaux de Paris, 1896).

2° Une Société d'Encouragement au Bien, qui a pour
but de rechercher les actions méritoires faites par les
élèves et de les encourager dans la voie du bien.

3° Société contre l'abus du tabac.

4° Ouvrages propres à faire aimer aux enfants l'agriculture, les champs, les animaux, les insectes.

Collections. — L'école possède des collections de
plantes et d'insectes recueillis pendant les promenades
botaniques et surtout aux jours de congé.

Champ d'expériences. — La commune n'ayant pu me fournir un terrain convenable, j'ai fait de mon jardin un champ d'expériences où sont expérimentés les engrais chimiques et les nouveaux cépages, ainsi que la culture et les soins des arbres fruitiers, etc.

Institutions de prévoyance. — Je me suis attaché à faire connaître aux enfants les institutions de prévoyance : Caisse d'épargne, caisse des retraites, etc., et je les ai engagés à mettre là leurs petites économies, au lieu de les employer à acheter du tabac.

(17 livrets l'année dernière et un total de 75 fr. ont été économisés).

Bibliothèque. — Je me suis efforcé de faire aimer la lecture ; aussi le nombre des prêts est-il assez élevé. »

Supposons, maintenant, que vous ne voulez écouter aucun conseil, que vous continuez à fumer. Vous me demanderez peut-être s'il faut cracher beaucoup.

Ecoutez, mes amis, ce que répondait spirituellement mon cher confrère, le docteur Félix Brémond, à un incorrigible fumeur que nous connaissions tous deux et qui nous avait posé cette question :

« Doit-on cracher beaucoup, peu ou pas du tout quand on fume ? »

Pesez bien, je vous en prie, ce que le docteur Brémond à répondu :

« En principe, a-t-il dit, *il importe de ne pas gaspiller*

la salive. La nature, qui ne crée rien d'inutile, n'a pas fait les glandes salivaires pour que nous rejetions dédaigneusement le liquide qu'elles élaborent: Ce fluide visqueux joue un rôle sérieux dans la nutrition , il entretient la souplesse de la bouche, aide à la mastication et facilite la descente des aliments dans l'estomac ; indépendamment de cette triple action d'ordre mécanique, la salive en exerce une autre d'ordre chimique, beaucoup plus importante, elle transforme les matières féculentes et les rend directement assimilables. C'est de ces aliments farineux ou sucrés qu'on peut dire, avec les vieux physiologistes, *tota digestio in ore.*

Si *donc la salive est ainsi utile* on comprend facilement que nous avons intérêt à la conserver. Cependant les fumeurs sont obligés d'en sacrifier une certaine quantité, c'est celle que souille la nicotine venue du cigare, de la cigarette ou de la pipe. L'alcaloïde du tabac est un des plus violents que l'on connaisse, sa puissance est comparable à celle de l'acide prussique, puisqu'il suffit d'une goutte de nicotine pour tuer un chien ; crachons donc toute salive susceptible de contenir un atome du redoutable toxique.

Voici quelques particularités relatives au cigare à la cigarette et à la pipe.

Le cigare est, presque toujours, un peu mâchonné ; il colore la salive en jaune et la charge des principes solubles de tabac. Ces éléments, au nombre desquels se trouve

la nicotine, doivent être expulsés avec soin. Il est permis
à qui ne fume qu'un petit bordeaux ou un demi-londrès,
sans le mâcher, d'en voir la fin sans cracher, mais quiconque en consomme plusieurs doit cracher beaucoup.
L'expulsion fréquente du liquide salivaire devenu toxique
est rendue moins indispensable quand on se sert d'un
porte-cigare. L'hygiène recommande l'usage de cet embout qui, empêchant le contact direct de la bouche et des
dents avec le tabac, en diminue beaucoup les inconvénients. On fabrique des porte-cigares avec de l'ambre, de
l'écaille, du verre, de la corne, de l'ivoire, du bambou,
du mérisier, du bouleau, du jasmin, de l'érable, du ro-
seau ; le porte-cigare fait de ce dernier végétal est le
meilleur, parce qu'il est généralement plus long que les
autres, qu'il refroidit la fumée qui le traverse et surtout parce que, ne coûtant que quelques centimes, on
ne craint pas d'en changer souvent. Un porte-cigare long
et propre atténue beaucoup les inconvénients du tabac ;
un porte-cigare court et trop longtemps employé a tous
les inconvénients de la pipe culotée.

La cigarette a des inconvénients particuliers, résultant
de l'habitude d'avaler la fumée, fréquente chez les con-
sommateurs du tabac roulé à l'espagnole ; ces inconvénients n'ont aucun rapport direct avec la salive. Pour
rester dans mon sujet, je vais dire que le fumeur de cigarette peut s'abstenir complètement de cracher, si le
papier empêche le contact direct du tabac avec les lèvres.

La régie fabrique des cigarettes à bout cartonné qui réalisent bien cet isolement, il est fâcheux que le public ne leur ait pas fait l'accueil qu'elles méritent. Aux fumeurs de cigarettes tentés de mâchonner le tabac, je conseille l'usage d'un embout souvent renouvelé, comme je l'ai fait pour les fumeurs de cigares.

La pipe, dont les formes varient à l'infini, est toujours constituée par un godet incombustible, servant de fourneau, et d'un tuyau d'aspiration, faisant office de cheminée. Celle qui coûte le plus cher n'est pas la meilleure. Au point de vue qui nous occupe, voici l'ordre de mérite des pipes : 1° pipe de terre blanche, tendre et poreuse ; 2° pipe d'écume ; 3° pipe de terre dure, blanche ou colorée ; 4° pipe de bois ; 5° pipe de porcelaine des Allemands ; 6° pipe de métal des Orientaux. Avec le numéro 1, il faut cracher légèrement ; avec le numéro 2, un peu plus ; avec les numéros 3 et 4, davantage ; avec le numéro 5, très fréquemment ; avec le numéro 6, sans cesse. Avec le temps, les numéros 1 et 2 deviennent aussi exigeants que les numéros 5 et 6, car toutes les vieilles pipes sont mauvaises. Saturées de jus de tabac, brunies par le culotage, chargées de nicotine, elles laissent arriver sur la langue et sur les lèvres un liquide âcre et infect, qui irrite les tissus et corrode même les muqueuses.

Avec ces outils malpropres il faut cracher constamment pour ne pas être empoisonné. Envoyez au diable la pipe culotée, fût-elle de la plus belle écume, emmanchée d'ambre avec des viroles d'argent, et remplacez-la par un Gambier de deux sous ou un Bonnaud de cinquante centimes.

Au demeurant, ce qui vaudrait encore mieux, ce serait de ne pas fumer du tout, ni pipe vieille, ni pipe jeune, ni cigare, ni cigarette. Aspirer la fumée d'un peu de ta-

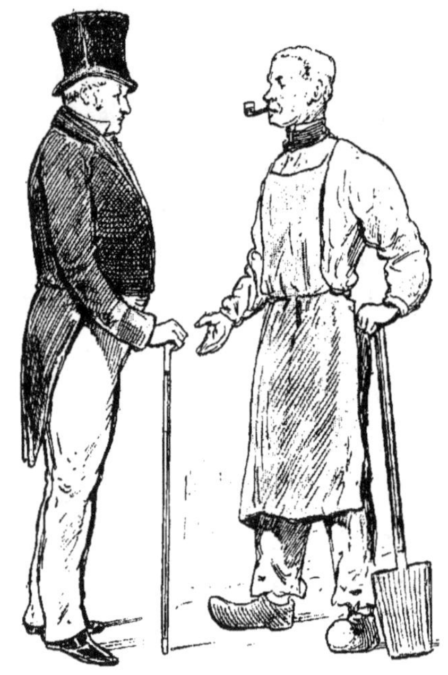

Fig. 61. — Louis-Philippe et le père Schoëne.

bac allumé, cela ne fait jamais aucun bien et cela fait souvent du mal.

J'ai la plus grande indulgence pour les clients de la régie, mais cela ne m'empêche pas de proclamer que l'habitude de fumer est fâcheuse : elle nous crée un besoin factice qui est plus impérieux peut-être que nos besoins réels, et elle ne tarde pas à dégénérer en passion invincible.

Cher lecteur, ne vous enrôlez pas dans le régiment de la tabagerie si vous n'êtes pas encore incorporé, dans le bataillon des incorrigibles, semblables au jardinier royal dont Philibert Audebrand a ainsi raconté l'histoire.

Louis-Philippe aimait fort le parc Monceau. Il avait placé là, pour en diriger la culture, le père Schoëne, qui ne connaissait au monde que deux choses dignes d'affection : ses plantes et sa pipe. Du matin au soir il vivait donc dans son jardin, et du matin au soir il avait son brûle-gueule à la bouche, ne l'ôtant pour personne. « — Devant moi, disait Louis-Philippe, passe encore, mais fumer ainsi devant la reine et les princesses ! — Sire, répondait Schoëne, c'est plus fort que moi ; si Votre Majesté est mécontente de mon service, qu'elle me fasse donner mon compte ; j'en mourrai peut-être de chagrin, mais ce sera ma pipe entre les dents. »

C'est un exemple qui n'est pas à imiter.

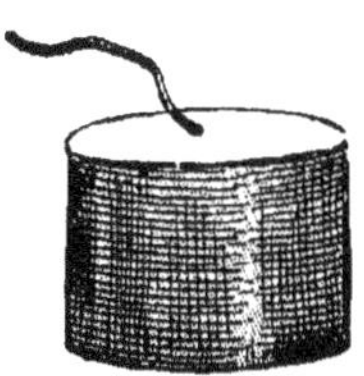

Fig. 62. — Tabatière.

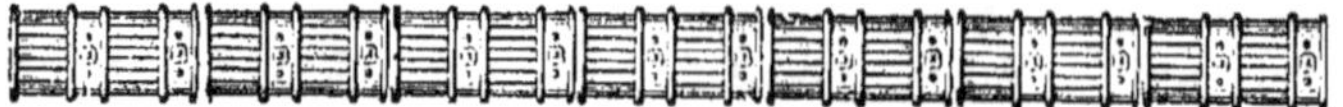

LES POISONS HUMAINS

Morphine et Morphinomanes.

Qu'est-ce que la morphine ? Un des principes les plus actifs de l'opium, de tous, le plus soporifique. Elle a le pouvoir merveilleux de supprimer instantanément la douleur la plus intense, physique ou morale : dans ce but elle n'est pas prise à l'état de pureté, mais à l'état de chlorhydrate de morphine, sel préparé en traitant la morphine par l'acide chlorhydrique étendu d'eau. Ce sel est administré en dissolution dans l'eau, par injections sous-cutanées, faites au moyen d'une seringue dite de Pravaz, qui est munie d'une aiguille acérée, percée d'un canal pour donner passage au liquide ; de là le terme dont on se sert de piqûre de morphine.

N'est pas morphinomane qui veut : il y a des individus réfractaires aux douceurs de la morphine, qui
éprouvent après une piqûre un malaise fort désagréable, caractérisé surtout par des nausées et du
vertige. Voilà l'exception à la règle.

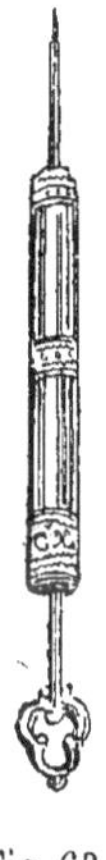

Passons à la règle. Chez le sujet vierge, ou du
moins chez celui qui n'est pas habitué encore à
l'usage des injections, les effets sont immédiats,
on peut même dire foudroyants. C'est ainsi qu'il
n'est pas rare de voir un homme, a qui on a eu
l'imprudence de faire une injection au moment
même où il allait se coucher, ne plus conserver
la force de monter lui-même sur son lit.

Fig. 63.

Cet état de prostration absolue se prolonge habituellement de dix à quinze heures.

Les premières sensations éprouvées aussitôt après la
piqûre faite, consistent en quelques douleurs assez vives
aux tempes et au creux de l'estomac. Ceci dure à peine
quelques minutes.

Bientôt à ce léger malaise succède la cessation complète, l'évanouissement subit de toutes les souffrances
quelle qu'en soit l'intensité. « Je sens ma douleur s'éloi-

gner, me disait un malade à qui je venais de faire une piqûre, comme s'écoule l'eau d'un fleuve. »

C'est alors un profond bien-être, un état de douce béatitude, un engourdissement de tout ce qui est matière, accompagné d'un véritable réveil de l'esprit.

Car il ne faut pas croire que la morphine fasse dormir : la morphine est un stimulant tel que le café, le thé et l'alcool, et à ce titre, elle produit, en même temps que la torpeur du corps, une très vive excitation des facultés intellectuelles et surtout de l'imagination. On voit alors défiler devant sa pensée des idées et des conceptions qu'on n'aurait jamais trouvées à l'état normal. Joignez à cela une facilité extraordinaire à traduire cette pensée par la parole, qui nous a valu certaines pages exquises de quelques poètes contemporains qui ont demandé à la morphine ce que d'autres ont trouvé dans l'absinthe.

Voilà donc la phase brillante du morphinisme ; mais il n'y a pas de médaille sans revers.

Le lendemain matin, on commence généralement à éprouver des picotements sous la peau, des démangeaisons très ennuyeuses. Puis, au réveil, il n'est pas rare, surtout pour le novice, d'avoir des nausées et des dérangements d'entrailles. A ce moment, le morphinomane n'a pas assez d'énergie pour secouer sa torpeur et s'arracher à son lit : de là cette habitude qu'ils ont presque tous de se lever très tard. Un d'eux m'avouait qu'afin de trouver la force de se faire une piqûre qui lui donnerait l'énergie nécessaire pour se lever, il était obligé de préparer le soir, sur sa table de nuit, un petit verre de rhum : c'est son premier réveil-matin.

Outre les effets immédiats que je viens de décrire, il en est d'éloignés qui se manifestent chez les gens faisant un habituel usage du poison. Il serait trop long de les énumérer, parce qu'ils varient suivant les individus.

Disons seulement qu'indépendamment des abcès, des flegmons, qui surviennent souvent à l'endroit où l'on fait la piqûre, l'organe de l'intelligence à force d'être excité, finit par s'émousser et, phénomène plus grave, le sens moral est le premier atteint.

Il y a quelques années on a arrêté, pour vol, dans un grand magasin de nouveautés, la femme d'un fonctionnaire public, d'une honorabilité parfaite. Or, l'enquête a démontré qu'elle se piquait à la morphine à l'insu de son mari et le malheureux a découvert alors que tous les volumes du second rang de sa bibliothèque avaient été chez le bouquiniste pour payer la morphine de sa femme, et qu'en dernier lieu elle avait vendu le bâton de maréchal de son grand-père, maréchal de l'Empire.

Je vais vous raconter comment un de mes meilleurs amis est devenu morphinomane. Il y a dix ans, il fut pris d'une crise d'asthme terrible : en quelques minutes son domestique lui amena un médecin dont il ignorait l'existence et qui habitait pourtant la même maison que lui : il lui enfonça sa seringue dans le bras et instantanément l'horrible suffocation s'arrêta.

A partir de ce moment le médecin venait tous les soirs faire la même opération et il s'installait ensuite dans une chambre voisine où il passait la plus grande partie de la nuit. « Quel dévouement ! se disait le malade : mais enfin ai-je besoin d'être veillé ainsi ? Suis-je donc en danger. » Ayant un jour rencontré la femme du médecin, il crut devoir lui en manifester son admiration. Celle-ci le regarda d'un air narquois : « Vous croyez que c'est pour vous qu'il reste ? Détrompez-vous, c'est pour échapper à ma surveillance et se piquer à son aise. »

Enfin, il est une dernière révélation que je dois à ceux de mes lecteurs qui pourraient y être intéressés.

Le morphinomane vieillit, dit le professeur Ball, il vieillit rapidement : rien n'éteint l'éclat de la physionomie comme l'abus de ce poison. Les yeux se ternissent, la figure tend à devenir un masque immobile et sans expression, la peau devient jaune et les rides prématurées achèvent le tableau. Ainsi lorsqu'à ces indices on soupçonne un des siens de ce vice, il ne faut rien négliger pour en acquérir la certitude et pour commencer, de concert avec le médecin, le traitement du malade, car le morphinomane peut guérir.

Le meilleur moyen consiste dans la suppression graduelle du poison, remplacé par d'autres excitants. Le café est un excellent adjuvant, mais on lui préfère les toniques du cœur, la sparteine, la nitro-glycérine, qui empêchent les syncopes de se produire, accident le plus à craindre dans la suppression de la morphine.

En somme, la morphinomanie est un boulet tellement lourd à traîner que, pour l'éviter, il est prudent de ne recourir à la morphine qu'en cas de souffrances vraiment intolérables. Surtout ne vous laissez pas aller à vous faire une piqûre de morphine par curiosité, pour voir ce qu'on éprouve. C'est un jeu dangereux ! Beaucoup sont entrés ainsi dans l'enfer de la morphinomanie par la porte du plaisir, comme d'autres y entrent par la porte de la douleur ou du chagrin.

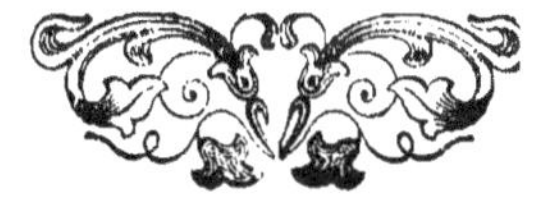

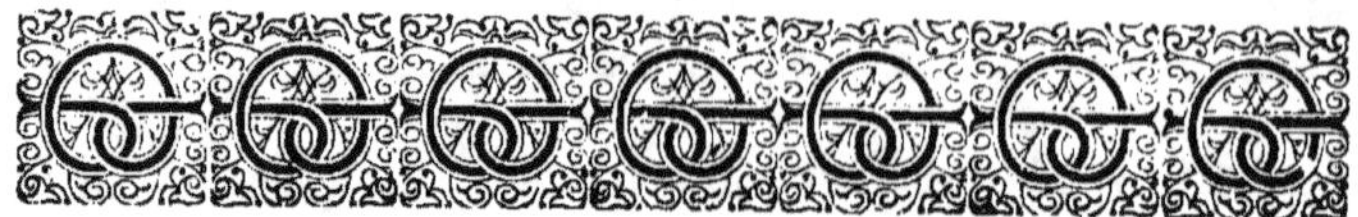

CHAPITRE XVI

PREMIERS SOINS A DONNER AUX BLESSÉS

On aime à tout âge à rendre service à ses semblables, et soulager des malades et des blessés est une des choses qu'on devrait le mieux savoir. Vous pouvez vous trouver en présence de camarades ou de personnes blessées, vous seriez bien heureux, n'est-ce pas? de leur porter secours.

Laissez-moi vous donner des conseils qui, si vous les suivez, vous permettront de rendre beaucoup de services.

Prenons un blessé, par exemple, dans n'importe quel endroit, dans un champ, sur la grande route, dans la rue, dans votre escalier, et suivons-le jusque dans son lit.

Il peut très bien être sans connaissance. Dans ce cas, il faut vite se presser, ne pas perdre une minute à lui porter secours, car les minutes sont alors des siècles, et sa vie dépendra peut-être de votre promptitude.

Il faut s'occuper avant tout de ranimer le cœur et favoriser l'arrivée du sang au cerveau. Gardons-nous donc bien comme on le fait si souvent, d'asseoir le malade sur un banc, mettons-le sur le dos, dans la position horizontale, de façon que la tête soit un plus basse que les pieds, et élevons les bras du blessé. S'il ne reprenait pas sa respiration on ferait bien vite les tractions rythmées de la langue comme nous l'indiquons plus loin.

Inutile d'insister sur les soins bien connus qui consistent à dégager le cou et la poitrine, à faciliter l'arrivée d'un air frais, à faire respirer des sels

Supposons que le blessé soit éveillé, il va falloir le transporter à son domicile. La principale préoccupation de ceux qui auront à effectuer cette opération devra être d'imprimer au malade le moins de mouvement possible, et non seulement dans le but de lui éviter des souffrances inutiles, mais surtout afin de ne pas aggraver les lésions qui viennent de se produire et de ne pas provoquer une hémorragie interne qui peut être mortelle.

Pour réaliser ces indications il faut un brancard. Dans l'intérieur d'une ville il est toujours possible de s'en procurer un ; à la campagne il faut l'improviser avec des branches ou des manches d'outils. Il y a toujours moyen

de s'arranger, témoin ce chirurgien anglais qui s'étant
fracturé la jambe loin de tout secours, fit enlever une

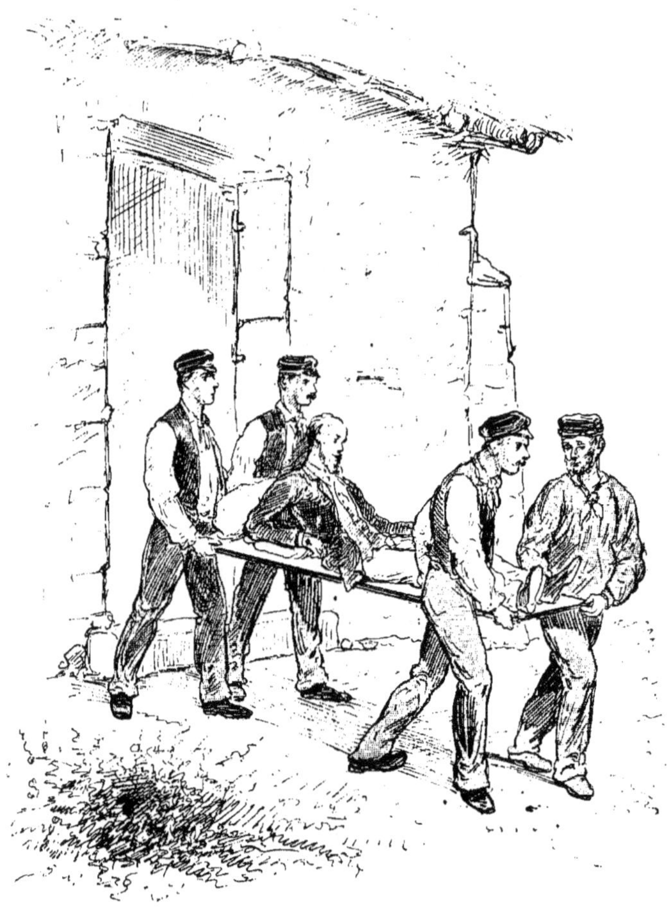

Fig. 64.

porte pour s'en servir comme d'une civière. Lorsqu'on
est en possession du brancard la manœuvre peut se ré-

sumer en deux mots : soulever le blessé et glisser le brancard au dessous de lui.

Plus on sera nombreux pour soulever le patient et
moins il aura à souffrir ; le mieux est d'avoir une personne qui glisse ses mains sous les épaules du blessé et
reçoit la tête dans la gouttière que font ses avant-bras,
deux aides, se faisant vis-à-vis, qui supportent les reins
et le bassin, et un quatrième qui prend les jambes en
plaçant une main sous les jarrets, l'autre sous les mollets.
Pendant que ces personnes enlèvent le blessé avec ensemble et douceur, un individu quelconque glisse le
brancard au-dessous de lui, il est bon pour que les mouvements soient bien simultanés que quelqu'un se charge
de commander. Dites, êtes-vous prêts ? Enlevez ! Posez !

Si on a à relever un blessé atteint de fracture, il est de
toute nécessité qu'un aide, le plus habile, se consacre exclusivement au membre fracturé. C'est lui qui, dans la
manœuvre, devra agir le premier ; il prendra les deux
fragments de façon à mettre une main au-dessus et une
main au-dessous de la fracture, et il soulèvera le membre
avec précaution en s'efforçant d'éviter tout frottement
entre les extrémités brisées.

On peut, comme le font les infirmiers des hôpitaux,
ramener d'abord la blouse ou la chemise par dessus la
tête, en avant de la poitrine ; il est ensuite très facile,
tirer les deux manches. Si la blessure est aux membres
inférieurs il est nécessaire, pour ne pas faire souffrir le

patient, de descendre la couture du pantalon et du caleçon de bas en haut.

Quant aux chaussures, comme il est interdit de tirer dessus dans le cas d'une fracture de jambe, il ne faut pas hésiter à les couper du moment qu'elles ne sont pas très larges.

Les bas sont facilement retirés si on a soin de faire fixer le coup-de-pied par un aide pour que les mouvements ne soient pas transmis jusqu'à la partie blessée. Il ne reste plus qu'à porter le blessé dans son lit. Souvenez-vous que le plus dur est le meilleur.]

Ajoutons une dernière observation qui s'applique à l'ensemble des mouvements que nous avons suivis : quelques personnes croient agir avec délicatesse en ne touchant les blessés que du bout des doigts ; c'est le plus sûr procédé pour les faire souffrir : il faut, au contraire, les prendre franchement et à pleines mains.

Enfin, les personnes qui approchent un blessé doivent surmonter par dessus tout l'agitation et la précipitation. Pour tranquilliser un malade il faut être tranquille soi-même.

Les tractions rhythmées de la Langue

Ne croyez pas que la langue, cette bonne et cette mauvaise chose comme disait le fabuliste Esope, soit seulement bonne à goûter les mets succulents ; elle peut sauver la vie humaine.

Voilà certes votre curiosité éveillée.

Nous allons la satisfaire de suite en disant que nous voulons indiquer un moyen à la disposition de tous, par lequel ils pourront ramener à la vie un de leurs semblables paraissant voué à une mort inévitable et cela dans des circonstances très diverses.

Tout le monde a compris que le mot *traction* voulait dire en langage ordinaire *tirer* tout simplement la langue de quelqu'un. En y ajoutant une certaine mesure au rythme on aura la *traction rhythmée*, c'est-à-dire le nom de la méthode que nous voulons faire connaître.

Eh bien, cette méthode découverte par un savant physiologiste, le docteur Laborde, depuis plusieurs années expérimentée, essayée avec succès merveilleux dans une multitude de cas présentés aux sociétés savantes, a eu un mal de chien pour être adoptée sans conteste.

Les cas de *mort asphyxiante* sont des plus nombreux, on le comprend facilement, mais les plus fréquents sont ceux qui se présentent à la suite d'un séjour prolongé dans un milieu irrespirable, dans l'eau, dans certains gaz, le gaz d'éclairage par exemple, dans tous les cas où il y eu asphyxie plus ou moins complète. Une circonstance des plus communes est l'état de mort apparente dans lequel se trouvent les nouveaux-nés au moment où ils viennent au monde.

Il ne se passe pas une saison de bain de mer par exemple sans que quelque incident plus ou

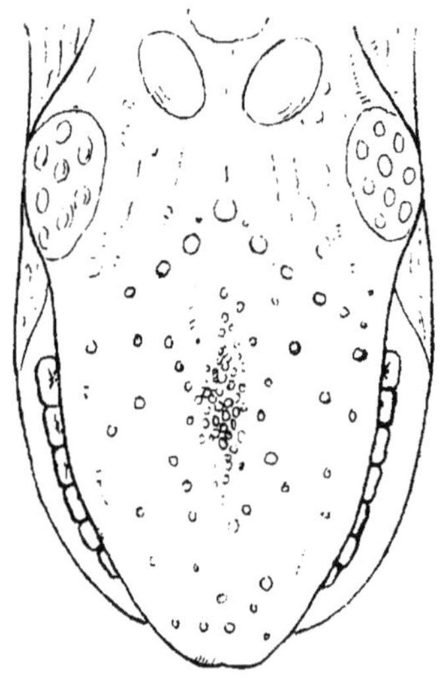

Fig. 65. — La langue

moins sérieux, souvent à dénouement funèbre, ne se passe sous les yeux de nous tous. Un baigneur s'éloigne trop du bord, perd pied, est entraîné par un courant, n'a que le temps et pas toujours de crier, d'appeler ou de faire des signes de détresse et il coule. Les secours ne sont pas toujours faciles à donner, ne sont pas absolument immédiats, il s'écoule deux, trois, cinq minutes ou plus avant qu'on puisse raccrocher le pauvre diable en train de boire un coup qui peut bien être le dernier..

Enfin on parvient à le rattrapper, on le retire de l'eau, on le ramène sur le bord du rivage. A son aspect l'épouvante se répand parmi les spectateurs qui perdent facilement la tête dans cette occasion où il faut plus que jamais la conserver ; faut-il laisser ce malheureux sans essayer de réveiller en lui une étincelle de vie peut-être existante encore ? Cette face cadavérique est-elle bien celle d'un mort définitif ? A-t-il quelque chance encore d'en revenir ?

Eh bien oui ! mais à la condition de ne pas perdre de temps et d'agir vite, nous laissons la parole à un brave douanier de Saint-Malo qui rend compte à ses chefs de sa conduite dans un sauvetage de ce genre.

« Conformément aux instructions qui m'ont été données par mon lieutenant, j'ai l'honneur de porter à votre connaissance les moyens que j'ai employés pour rappeler à la vie un§ sieur Hecquet à demi asphyxié par suite d'immersion prolongée.

« L'individu avait séjourné environ vingt minutes sous l'eau ; quand j'arrivai sur le lieu de l'accident il était entouré de gens qui, ignorant la méthode Laborde, essayaient de le ranimer à l'aide de vieux procédés.

« Au premier coup d'œil jugeant le péril même, je résolus d'intervenir dans la mesure de mon influence. Prenant en l'absence du médecin la direction des soins, faisant appel au concours de personnes présentes, je fis transporter le corps sur l'herbe, je le couchai sur le dos la tête

légèrement relevée reposant sur les genoux d'un homme
de bonne volonté. A défaut d'autre instrument j'enfonçai
dans la mâchoire du noyé le bout d'un manche à balai
et je procédai absolument comme il est indiqué dans les

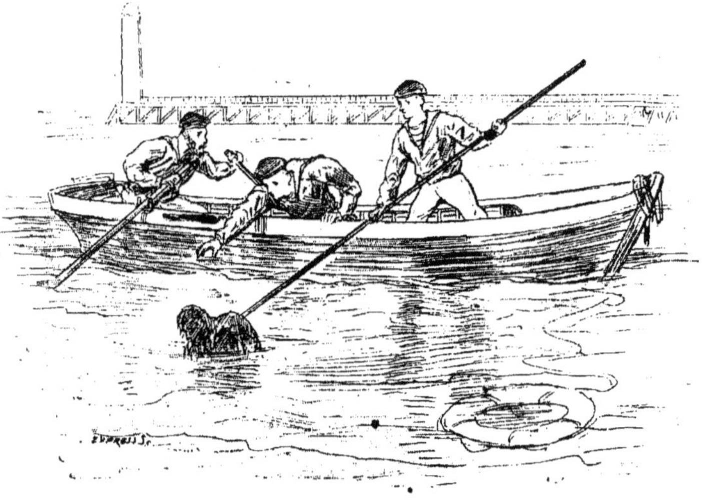

Fig. 66.

instructions affichées aux postes ; je saisis solidement la
partie antérieure de la langue entre le pouce et l'index
de la main droite et j'exerçai de fortes tractions caden-
cées en imitant les mouvements respiratoires comme
il est expressément recommandé de le faire ; puis avec
l'index de la main gauche je chatouillai fortement le gosier de l'asphyxié.

« Au bout *d'un quart d'heure de travail énergique* le
noyé commença à donner signe de vie, il vomit des

mucosités, de l'eau et une partie de ce qu'il avait absorbé comme alimentation dans la journée : travail pénible, car l'individu était légèrement pris de boisson.

« Quand les vomissements eurent cessé, la respiration devenant plus facile, le sieur Hecquet était sauvé. J'aidai les gendarmes à le reconduire à son domicile. L'opération totale avait duré vingt-cinq bonnes minutes.

« Quand à Hecquet qui est sourd-muet il est tombé dangereusement malade le lendemain ; aujourd'hui il est guéri et il a pu reprendre son travail.

« Tel est, monsieur le Directeur, exactement ce qui s'est passé. »

Cette relation très simple, faite par un homme qui n'est pas un homme de l'art, indique la simplicité des moyens que quiconque peut mettre en œuvre. Ici la submersion avait duré vingt minutes ! et il a fallu un quart d'heure de travail énergique pour réveiller les mouvements respiratoires.

Dans certains cas de mort apparente il a été nécessaire de lutter pendant plus d'une heure. Il faut une patience à toute épreuve, une persévérance infatigable et l'on est souvent récompensé par le résultat. Ce n'est pas peu de chose en effet que de pouvoir dire : *J'ai sauvé un homme aujourd'hui.* Tout le monde ne peut pas en dire autant.

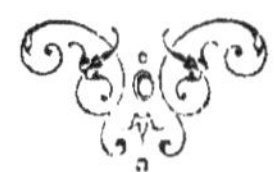

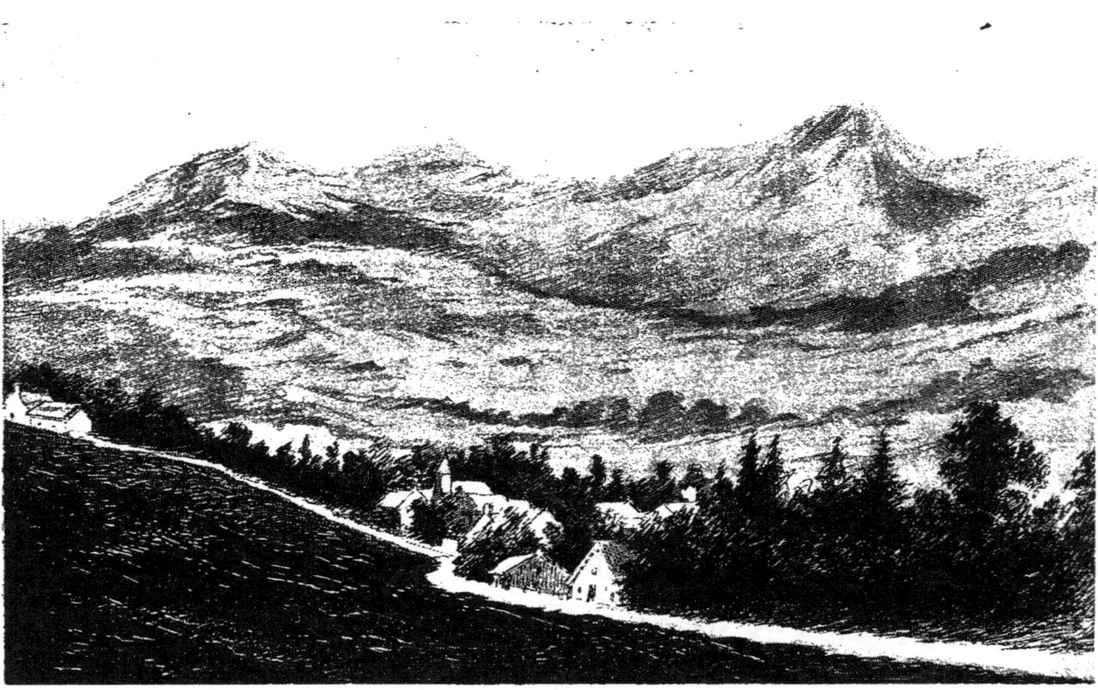

Fig. 67. — La villégiature des montagnes.

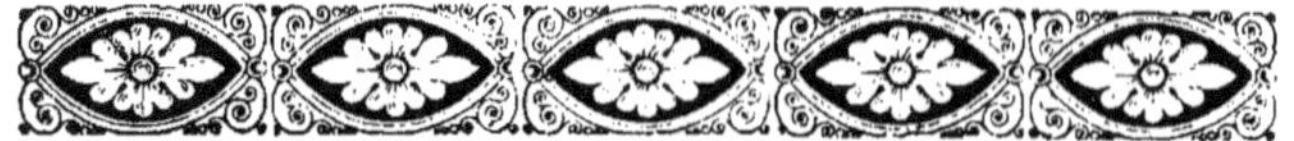

CHAPITRE XVII

Une station idéale doit être privée de vent, de brouillard, de pluie, de froid, de chaud. Elle doit être gaie, reposante, bien ensoleillée, saine et peu coûteuse. Cette station-là n'existe pas. Il faut choisir celle qui s'en rapproche.

Une qualité à ne point négliger, c'est la vue. Il faut fuir les stations serrées dans une gorge obscure où le soleil ne pénètre que quelques heures. En montagne, où le soleil ne vient pas, il fait froid et humide. Le brouillard est la plaie de l'altitude. Plus on s'élève, plus on l'évite. On fera bien de ne pas accepter ces chambrettes exiguës qui ressemblent à des cabines de paquebot. On y dormira la fenêtre entr'ouverte. Les stations sont généralement munies d'un salon de société, ce n'est pas un endroit gai. Il y est occupé par des silencieux, généralement anglais, ou des gens qui s'y livrent à des tentatives musicales plus à redouter qu'à suivre.

Il ne faut pas s'attendre dans les altitudes à jouir des ivresses du festin. La nourriture est simple, il faut s'en contenter.

Pour les familles peu nombreuses, c'est plutôt désagréable. On se trouve assis en ligne comme dans un tramway et on ne peut causer ensemble. Le repas est alors silencieux, triste, assommant. On mange très vite pour pouvoir se sauver enfin.

On remarque, à l'étranger, dans les hôtels, une propreté méticuleuse.

Doit-on envoyer le malade tout droit dans la haute station où l'on veut qu'il demeure! Faut-il au contraire graduer son changement de vie!

On ne va guère en montagne l'hiver. Le meilleur moment va du 1er juillet au 15 septembre, jusqu'au 15 octobre dans les belles années. Toutes les fois qu'on le pourra, on restera en septembre. Ce mois est admirable, frais et ensoleillé. C'est l'ouverture de la chasse qui fait s'en aller tant de gens qui gagneraient à rester. Il n'y a pas de durée fixe pour le séjour. Il s'est établi chez nous un usage singulier ; c'est la saison de vingt et un jours. Elle doit tenir aux habitudes proverbiales et administratives des Français. On demande un mois de congé pour aller aux eaux, et l'on compte une semaine pour les préparatifs ; le reste, c'est le traitement.

Certains malades ont transporté jusque dans les cures hygiéniques cette vieille coutume de cures minérales. Ce nombre de jours est insuffisant, il est même inutile, il faut rester longtemps. Il faut prendre l'habitude de passer son temps de vacances là, comme on le ferait à la campagne. On peut, bien entendu, varier les localités.

La cure d'altitude ne s'applique pas à tout ; elle est inutile à certaines affections, nuisible à d'autres. Il n'y a pas d'hésitation pour les anémies. Il faut diriger sur la montagne tout adolescent, pâle, bouffi, avec un souffle nerveux ou cardiaque ; d'abord à 1.800 mètres puis à 2.400 mètres et pendant plusieurs années, chaque année.

Dans l'anémie palustre la montagne est souveraine. Les longs convalescents s'en trouvent bien, et aussi les eczémas et les affections nerveuses, les neurasthénies, les dyspepsies. Pas de cardiaques à la montagne ; si ce n'est les faux cardiaques, ces malades imaginaires qui ne sont indisposés qu'où ils ne se plaisent pas ; le rhumatisant vulgaire peut tenter une cure d'air en prenant quelques précautions. Mais il serait imprudent d'y adresser les épileptiques à cause des accidents de terrain. Les enfants gagnent à ces voyages auxquels il est sage de faire renoncer les vieillards.

APPENDICE

Maladies par les joujoux.

Il faut faire une grande attention et un choix judicieux à propos des jouets donnés aux enfants.

Dans la *Revue philantropique* (1), M. le docteur Jules Courly a consacré plusieurs pages à la pédagogie, à la philosophie, à la poésie du jouet. Mais, médecin, il ne pouvait négliger les dangers des jouets donnés à l'aveuglette, et c'est ce chapitre de son travail que je veux reproduire et vous donner à méditer pour votre édification et celle de vos chers parents.

« L'homme de science, le médecin, l'hygiéniste ne s'arrête pas au côté brillant des jouets, à leur forme, à

(1) Paris, Masson et Cie, éditeurs, libraires de l'Académie de médecine, 120, boulevard Saint-Germain.

leurs qualités extérieures. Il veut savoir leur composition,
leur structure, leur contenu.

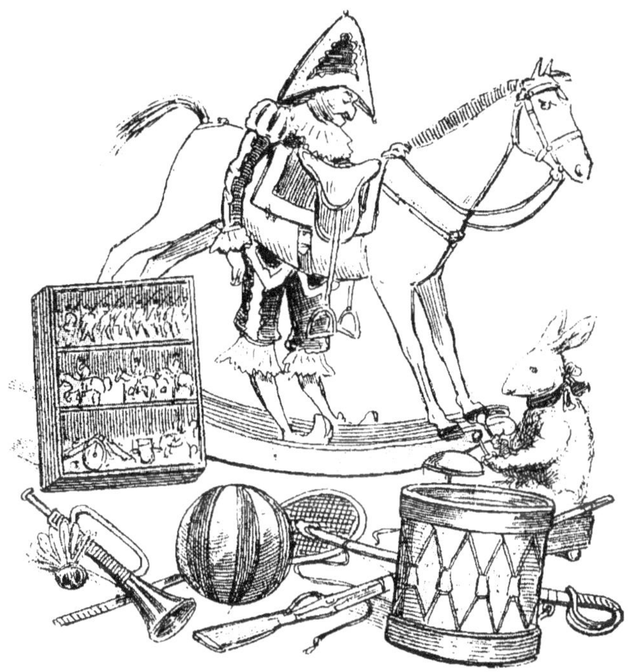

Fig. 68.

Certains jouets peuvent être dangereux par les substances chimiques qui entrent dans leur constitution, par
les couleurs qui les enduisent, par les surfaces saillantes,
anguleuses ou tranchantes qui les hérissent. Nous devons envisager tous ces côtés de la question pour rendre
aussi inoffensive que possible la manipulation des jouets.
Les précautions sont d'autant plus indispensables qu'il
s'agit d'enfants plus jeunes.

Plus le bébé est jeune, plus il a de tendance à lécher, à sucer, à introduire dans sa bouche les objets qui sont à sa portée. A cet enfant sans discernement, on ne laissera pas les jouets d'un petit volume, les billes, les perles, les graines de légumineuses, les noyaux de fruits, qui pourraient être avalées, aspirés, introduits accidentellement dans la gorge, l'œsophage, l'estomac, et, ce qui est plus grave, dans le larynx, la trachée et les bronches. L'introduction, dans les voies aériennes, de corps étrangers quelconques, expose aux plus grands dangers.

Beaucoup d'enfants, relativement avancés en âge, se font un jeu d'introduire, dans leurs cavités naturelles (nez, oreilles, bouche, etc.), tous les menus objets qu'ils rencontrent : pièces de monnaie, grelots, perles, cailloux.

Un jouet ne devra jamais être assez petit pour pénétrer dans la bouche ou dans les autres cavités naturelles ; presque tous les jouets remplissent assurément cette condition ; mais plusieurs offrent des parties mobiles, fragiles, mal attachées (grelots, ornements en métal), qui peuvent être avalées par l'enfant. On a vu l'*anche* d'un sifflet pénétrer dans les voies aériennes d'un bébé, au moment où il soufflait dans cet instrument.

On écartera les jouets qui se brisent trop facilement, et laissent des éclats qui peuvent blesser les enfants (jouets en porcelaine, en verre, etc.).

Les jouets détonants, pistolets à amorces, canons à poudre, seront proscrits; ils sont encore plus dangereux.

La forme n'est pas indifférente : tous ces jouets à bon marché, en fer blanc, qui présentent de vives arêtes, des lames tranchantes, des angles aigus, seront surveillés de très près, à cause des blessures qu'ils peuvent causer. Il sera bon de réformer tout jouet de cette nature qui présenterait une cassure, une disjonction, une échancrure, capable de déchirer, de couper l'enfant.

On se défiera des jouets en plomb, moins coupants que les jouets en fer, mais toxiques quand ils sont maniés sans précaution par des enfants qui les portent à leur bouche, qui ne lavent pas leurs mains, qui ne prennent aucune précaution contre l'absorption d'un métal qui est un véritable poison. Sans doute on connaît peu de cas d'intoxication saturnine par les jouets ; on en connaît d'autant moins que ces jouets sont généralement enduits d'un vernis protecteur et d'une matière colorante isolante et inoffensive. Mais on ne devra pas moins exiger de l'enfant qu'il se lave soigneusement les mains après avoir joué avec ses *soldats de plomb*, et qu'il ne les porte jamais à sa bouche.

Les jouets en cuivre, moins dangereux, offrent l'inconvénient du *vert-de-gris*, sorte de rouille nauséeuse et toxique, d'ailleurs facile à reconnaître à première vue.

Certains jouets exhalent une mauvaise odeur ; ils sont

composés de caoutchouc vulcanisé (sulfure de carbone), et contiennent aussi parfois de l'oxyde de zinc et de l'oxyde de plomb.

Les jouets en *celluloïd*, très légers, très élastiques, ont une odeur de camphre qui n'est pas nuisible, mais ils sont très inflammables et doivent être éloignés de toute flamme qui pourrait se communiquer à eux (bougie, allumettes, lampes, gaz, feu de cheminée).

La surveillance la plus étroite doit être exercée sur la couleur des jouets ; la plupart des jouets sont coloriés et l'on sait bien aujourd'hui que les matières colorantes sont souvent des poisons plus ou moins énergiques. Il ne faut pas songer à bannir les jouets coloriés, ce serait bannir du même coup le charme, l'attraction, la poésie des jouets.

Les couleurs empruntées au règne végétal ne sont pas dangereuses en général ; les couleurs minérales, au contraire, peuvent être toxiques et doivent faire l'objet d'une réglementation publique.

Avant d'indiquer ce qui a été fait et ce qui doit être fait dans ce sens, disons un mot de certains objets coloriés qui, sans être à proprement parler des jouets, peuvent tomber sous la main des enfants.

Les boîtes de couleur, servant à peindre à l'aquarelle, ne seront confiés qu'à des enfants grands et raisonnables, éclairés sur le danger de sucer leur pinceau imbibé de couleur, et d'effacer avec leur langue les *pâtés* qu'ils ont pu faire.

Les pains à cacheter, dont l'usage est d'ailleurs bien restreint aujourd'hui, seront soustraits aux enfants, trop portés à les mouiller plus qu'il ne faut et à les avaler. Ces pains à cacheter multicolores sont, en effet, coloriés, les rouges avec du minerai (*oxyde rouge de plomb*), les jaunes avec de l'oxyde jaune de plomb, les blancs avec de la céruse (*carbonate de plomb*). Les bruns, les violets, les roses, les noirs sont inoffensifs.

On se défiera des cartons blancs glacés qui doivent leur brillant et leur poli à la céruse, et on les écartera de la bouche des enfants.

Les couleurs les plus dangereuses, qui doivent être bannies de l'industrie des jouets, sont : les rouges obtenus avec le sulfure de mercure, les verts arsénicaux, les jaunes (plomb et antimoine), les blancs (céruse). On ne devra pas négliger les couleurs qui entrent dans la composition de certaines étoffes de poupées (vert d'arsenic).

Dans quelques pays, on a cru devoir légiférer sur cette question. En Autriche, en même temps qu'on défendait, pour les bonbons, confiseries et pâtisseries, l'emploi des couleurs d'aniline, du vert d'arsenic, du minium, du jaune de chrome, du rouge cinabre, on cherchait à préciser les couleurs inoffensives : carmin, cochenille, jus de morelle, curcuma, indigo, matière colorante des bluets, safran, carthame, bleu de Prusse, outremer, jus d'épinards. Toutes ces couleurs sont d'origine végétale.

Parmi les couleurs minérales, n'étaient autorisés que l'or et l'argent en feuilles.

Il est vrai que, dans les jouets, la présence d'un enduit insoluble et imperméable peut atténuer le danger inhérent à la nature des couleurs employées. Le vernis atténue, mais n'annihile pas complètement le danger, car un choc, une éraillure, une brisure peuvent enlever le vernis protecteur et mettre au jour la surface toxique.

L'ordonnance du 1er mai 1886 contient les prescriptions suivantes : « On ne doit employer, pour peindre les jouets d'enfants, aucune préparation ni aucune couleur contenant de l'arsenic, de l'antimoine, du plomb, du cadmium, du cuivre, du cobalt, du nickel, du mercure (sauf le cinabre pur), du zinc ou de la gomme-gutte. Il est permis d'employer d'autres couleurs métalliques. Cependant la couleur appliquée sur ces objets doit être complètement recouverte d'un vernis qui résiste à l'action de l'humidité et qui ne s'enlève pas facilement.

Cette ordonnance autrichienne, si sage et si prévoyante, peut servir de modèle aux autres pays.

En dehors des questions inhérentes à la composition des jouets neufs mis en vente dans les magasins ou sur la voie publique, il en est d'autres non moins dignes de l'attention des médecins et des hygiénistes. Autant que possible, les jouets seront personnels, ils ne devront pas être prêtés, transmis, donnés, après avoir servi. Dans les familles, entre frères et sœurs, ces échanges, cette communauté des jouets peuvent n'avoir aucun inconvénient ; on sait d'où viennent ces objets et où ils vont.

Mais, dans les collectivités nombreuses, dans les écoles, les crèches, les asiles, les hôpitaux, les jouets pourraient servir de véhicule aux germes de la contagion morbide : rougeole, scarlatine, diphtérie, coqueluche, fièvre typhoïde, tuberculose, broncho-pneumonie, diarrhée infectieuse, etc. Les jouets seront donc absolument personnels, et ne devront passer d'enfant à enfant, de lit en lit. Après décès, ils devront être brûlés, à moins qu'ils ne puissent subir la désinfection absolue. Cette désinfection ne serait appliquée d'ailleurs qu'aux jouets de prix ; il est bien rare qu'elle soit demandée.

Il est bon que ces questions d'hygiène soient portées à la connaissance de tous ; elles ne paraîtront pas déplacées, dans une étude des jouets, à ceux qui savent, par expérience, toutes les difficultés de la lutte contre la propagation des maladies contagieuses.

L'encre elle-même donne asile à des végétations minuscules et dans le nombre il s'en rencontre de toxiques. La recherche a été entreprise par un certain M. Marpmann de Leipzig qui a trouvé des colonies variées dans l'encre *noire*, dans la *rouge*, dans la *bleue*.

Quand on se pique avec sa plume on court le danger d'une inoculation microbienne ! De même quand on hu-

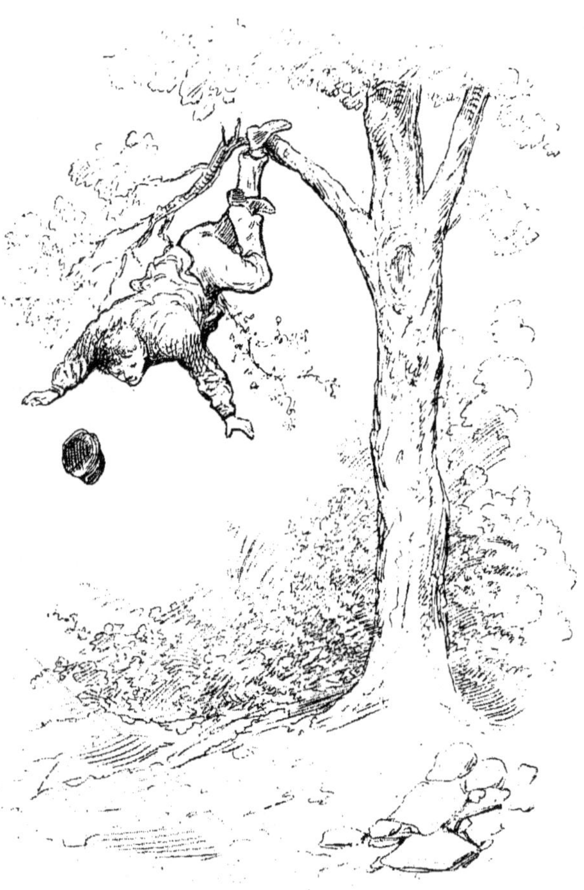

Fig. 69. — Il tomba un jour d'un cerisier (page 253).

mecte cette plume avec la langue, ce qui est une déplorable habitude. Laisser les encriers fermés lorsqu'on ne griffonne plus est une précaution utile.

UNE CURIOSITÉ DE LA VUE

Voici une curiosité que je pense digne d'une mention sommaire. C'est l'histoire narrée par les revues spécialistes, d'un homme qui a pu voir par le nez. Cela demande une analyse.

Il s'agit d'un rural qui avait perdu l'œil droit étant encore enfant. Parvenu à un âge plus avancé il tomba un jour d'un cerisier et son visage heurta le sommet d'un piquet émergeant d'un buisson. — Du coup le nez, la joue et l'œil gauche, l'œil survivant se trouvaient en horrible capilotade. Le chirurgien appelé à donner ses soins crut que le globe oculaire avait été complètement arraché.

Un an plus tard, quand la cicatrisation était déjà faite, notre homme se chauffant au soleil, sur l'herbe, s'aperçut qu'il distinguait *par le nez*, c'est-à-dire par l'orifice du nez, la clarté du jour et la couleur des fleurs environnantes, il s'exerça à cette vision *sui generis* durant plusieurs années et y devint fort habile.

Cela n'a rien de merveilleux, on le comprend à la réflexion.

La *rétine*, l'épanouissement du nerf de la vision qui tapisse le fond de l'œil et sur laquelle viennent se former les images des objets extérieurs, avait dû être préservée grâce à l'obliquité du coup. Lorsque les plaies furent

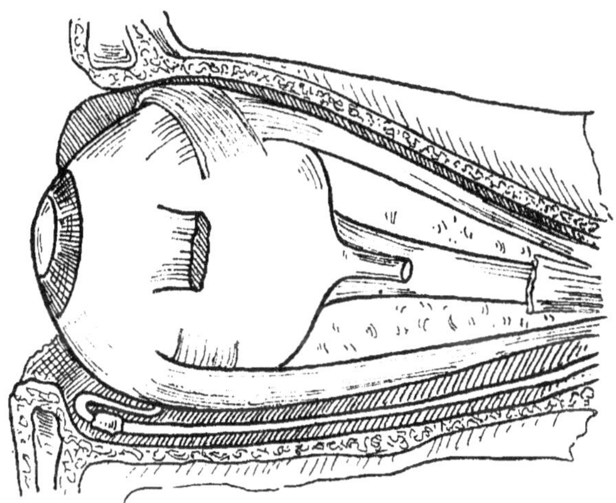

Fig. 70.

guéries, lorsque les paupières cicatrisées eurent fermé en avant la cavité oculaire il dût rester dans la boîte osseuse une *très petite ouverture* mettant cette cavité en communication avec les fosses nasales.

Il y a là les éléments d'une *chambre noire* sur la rétine intacte à travers l'orifice nasale, les rayons lumineux venaient sans doute peindre les contours des choses, même en l'absence des organes accessoires de la vision supprimés par l'accident, et la sensation de la vue se produisait à un degré très convenable.

LE CAFÉ ET LE THÉ

Parmi les boissons consommées par l'homme le *café* et le *thé* occupent une grande place. Il nous a paru intéressant de donner ici quelques notions sur ces deux produits tirés du monde végétal.

Le café. — Tout le monde sait que l'élégant arbrisseau qui produit ces graines devenues d'un usage si général est originaire de l'Arabie heureuse. C'est de là qu'il a été naturalisé aux Indes par les Hollandais. Un pied de caféier ayant été transporté à Amsterdam, ce sujet passa de cette ville au Jardin des Plantes de Paris vers la fin du xviie siècle. A force de soins, on parvint à l'élever en serre chaude et à le faire reproduire. Declieux en transporta un pied à la Martinique.

Pendant la traversée qui fut longue et pénible, on fut forcé de ménager l'eau et de mettre les passagers à la demi-portion.

Declieux se privait de la sienne pour arroser son arbuste, comme s'il prévoyait qu'il devait être le germe de la richesse de nos colonies. En effet, c'est ce pied qui a fourni les graines et les plants qui se sont répandus dans toutes les parties des Antilles, où le caféier devint en peu de temps une culture si générale, que cinquante ans

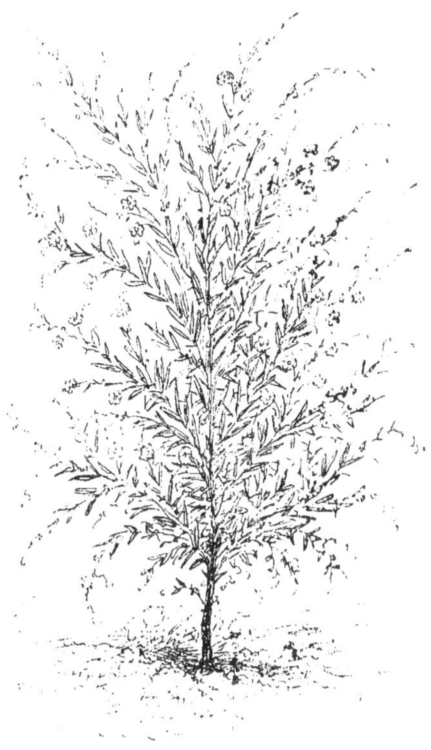

Fig. 71. — Caféier.

après l'Europe venait s'y approvisionner du café.

Livré à lui-même, le caféier (1), dans nos serres, s'élève de quatre à cinq mètres ; mais dans les colonies, on arrête sa croissance à un mètre ou un mètre et demi, pour

(1) Arbuste de la famille des Rubiacées.

obtenir des fruits plus nombreux et plus beaux.

Cet arbrisseau fleurit toute l'année mais principalement au printemps et à l'automne. Sa fleur blanche et

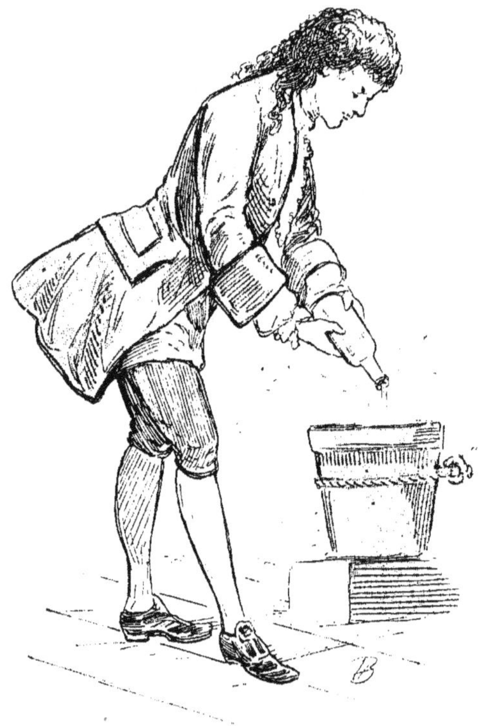

Fig. 72. — Declieux se privait de la sienne pour arroser son
arbuste (page 255).

odoriférante est remplacée par de petits fruits verts disposés en bouquets. Ces fruits blanchissent, jaunissent,
puis rougissent absolument comme des cerises. C'est
sous cette pulpe que se trouvent deux graines que tout
le monde connaît.

17

Quand les fruits commencent à rougir, on fait chaque jour la cueillette en détachant ceux qui sont mûrs.

A peine tout le fruit est-il cueilli, que de nouveaux boutons paraissent comme si l'arbuste n'avait rien rapporté.

Il existe dans le café un principe cristallisable que les chimistes ont appelé caféine. Ce qui est remarquable, c'est que la théine que l'on retire des différentes sortes de thés est identique avec la caféine.

Le professeur Johnston, dans son livre de la *Chimie de la vie ordinaire*, annonce qu'à Sumatra les feuilles du caféier sont employées en infusion comme celles du thé et forment l'unique breuvage du peuple. Les naturels de ce pays préfèrent la feuille du caféier à la fève ; ils regardent celle-là comme plus nutritive et ne plantent le café qu'en vue de la récolte des feuilles. Un colon de Sumatra, M. Ward, assure qu'avec un peu de riz bouilli et une infusion de feuilles de caféier, un homme peut supporter durant plusieurs semaines les travaux si malsains des rizières, où l'on travaille dans la boue jusqu'aux genoux, exposé d'ailleurs à une température brûlante et à des pluies torrentielles. Ce colon affirme que l'usage de cette boisson faisait cesser immédiatement chez lui la faim et la fatigue et rendait d'ailleurs ses facultés intellectuelles plus nettes et plus actives.

Le Thé. — Le principe du thé est le même que celui du café ; tous deux cristallisent en belles aiguilles soyeuses. Cette identité est remarquable dans les produits de leurs plantes qui ont si peu de rapport ensemble; la hauteur de cet arbuste varie d'un mètre et demi à

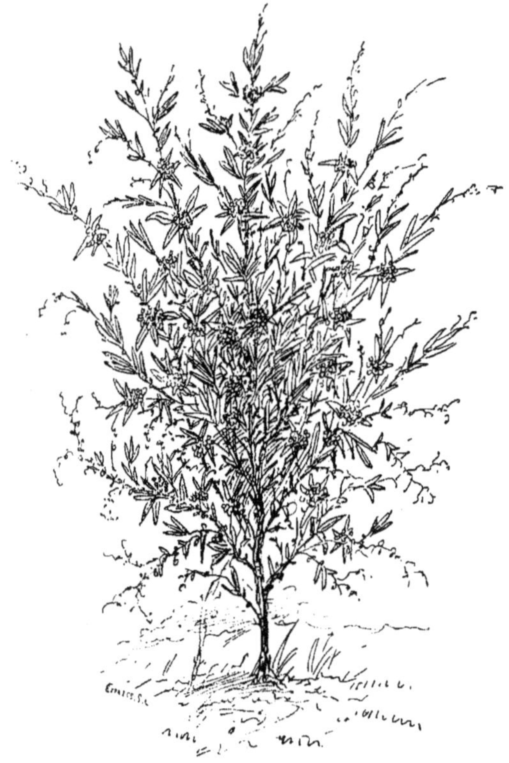

Fig. 73. — Le Thé.

dix mètres. Les feuilles, semblables à celles du camélia, sont lisses, coriaces, ovales, oblongues ou complètement ovales, entières à leur base et dentelées vers leur sommet. Les fleurs ont beaucoup de ressemblance avec la rose sauvage des haies. Il leur succède une capsule de la grosseur d'une noisette et à trois coques. (1)

Les Chinois font subir au thé diverses préparations afin d'atténuer un principe narcotique et enivrant qu'il renferme. On trempe donc les feuilles dans de l'eau bouillante pendant une demi-minute, puis on les torréfie légèrement sur des plaques de fer chauffées et on les roule à la main. (2)

Outre un alcaloïde (la théine) on trouve dans le thé du tannin ! une huile volatile, de la cire, de la résine, de la gomme; une matière extractive, des substances azotées analogues à l'albumine et quelques sels. Pris modérément, c'est un excellent diffusible; il exerce sur les voies digestives une action stimulante qui se répète sur le système artériel; mais à haute dose, il agit fortement sur le système nerveux et à peu près de la même manière que le café. Le thé convient particulièrement aux constitutions molles et lymphatiques, aux habitants des climats froids, humides et brumeux.

(1) Abandonné à lui-même, cet arbuste toujours vert, atteint une hauteur de 8 à 10 mètres.

(2) Au Japon et en Chine, le thé constitue la boisson principale de toutes les classes de la société.

Comment il faudrait vivre dans nos appartements.

Le jardin de Théophile Gauthier fut célèbre à l'époque du romantisme pour son exguïté. Ce bon écrivain, maître de céans, ouvrait son parapluie lorsqu'il voulait préserver son parc minuscule de l'averse et il *donnait de l'air au jardin,* en ouvrant tout large la porte de la salle à manger.

Je connais plus d'une salle à manger contemporaine qui serait incapable de fournir un peu d'air à une potée de géranium! L'abus des tentures a transformé certaines habitations modernes en tanière de hiboux.

Comme on causait de ce sujet, un soir, chez une sommité médicale, un confrère raconta qu'introduit dans un appartement somptueux luxueusement garni de verrières et de tentures il avait failli, tant la pénombre était épaisse *s'asseoir, sur son malade,* un enfant de huit ans... et il était trois heures de l'après-midi en septembre!

Mes amis, où vous ne pourriez faire fleurir une plante ni faire chanter un oiseau n'obligez pas l'homme à demeurer. *L'air et la lumière sont des compagnons indispensables à la vie.*

En effet, je défie bien qu'on fasse fleurir une plante et chanter un oiseau dans maints et maints appartements enténébrés par le luxe de ce temps.

Nos ancêtres affectionnaient les grandes places un peu nues, aux murs très simples, aux fenêtres garnies de modestes rideaux blancs dans lesquelles l'air et la lumière entraient comme chez eux.

La science dont nous sommes si fiers aujourd'hui nous impose comme des dogmes des principes hygiéniques en désaccord absolu avec le luxe ridicule de tapis. de tentures, de rideaux épais. J'ai visité une de ces fastueuses maisons. Jamais je n'ai vu un tel entassement de belles « garnitures », on ne s'entend pas marcher tant les tapis sont moelleux, on passe sous des portières qui vous frôlent le visage avec tant de douceur, de caresse; les rideaux, les triples rideaux de croisées sont de soie, de velours, de peluches admirables; malheureusement, l'air qu'on respire est lourd et étouffant. On n'ouvre pas la croisée à cause des difficultés de la manœuvre. Songez donc, un store extérieur, deux rideaux intérieurs, sans compter le châssis vitré lui-même !

Et non seulement on n'ouvre pas, mais du parquet au plafond l'ameublement est saturé de substances conservatrices de ces choses précieuses, de camphre, de naphtaline, que sais-je, qui n'empêchent pas les mites de s'en donner à cœur joie et de faire ripaille de Smyrne, d'Aubusson, de Gobelins: Je me suis répété avec effroi, tandis

que je m'accoudais sur le divan, ce précepte d'hygiène :
un adulte fait pénétrer 417 *litres d'air dans ses poumons
par heure*... et je me suis sauvé au plus tôt.

Fontenelle avait raison de dire : l'homme ne meurt
pas, il se tue. En réalité, nous sommes bâtis pour vivre
un siècle au moins mais nous vivons si sottement que
nous gâchons près d'un an sur 3.

Un homme a *besoin* de 417 litres d'air à l'heure. Une
pièce habitée *doit* avoir un cube de 30 à 32 mètres par
habitant, l'air doit se renouveler incessamment, il se renouvelle par les parois de nos habitations, par l'ouverture
des portes et des fenêtres. La lumière fournie par le soleil *doit* pénétrer dans les habitations sous forme de
rayons directs ou de lumière diffuse. Pour obtenir plus
de surface éclairée les fenêtres *doivent* être aussi hautes
que possible. Voilà des prescriptions formelles, que de-
viennent-elles dans un grand nombre de maisons modernes. Non seulement les appartements sont exigus
mais les fenêtres, les croisées sont obstruées par l'art savant autant qu'homicide de mainte maîtresse de maison.
L'air et la lumière indispensables à la vie sont chassés
avec une ténacité stupéfiante.

Une curiosité. — Les hommes-chiens.

Parmi les diverses anomalies que peut présenter l'es-

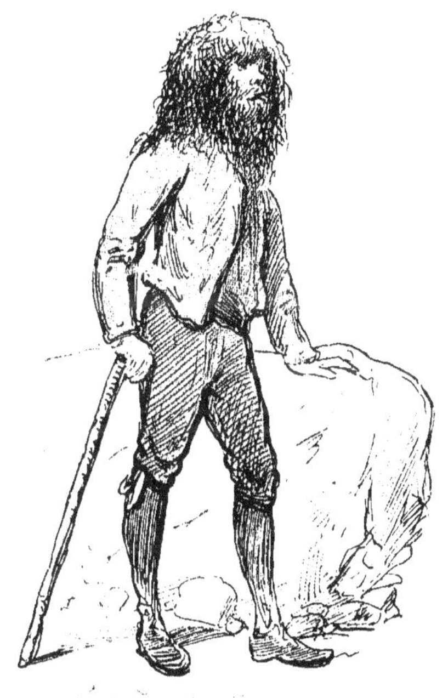

Fig. 74. — L'homme chien.

pèce humaine, il en est d'assez curieuses qui consistent
dans un développement exagéré du système pileux. On

a vu des hommes posséder une barbe tellement longue
qu'ils étaient obligés d'en relever l'extrémité pour l'empêcher de traîner à terre. La femme elle-même présente
parfois l'exemple d'un développement insolite de poils
du visage et la femme à barbe est au nombre des phénomènes que l'on exhibe le plus fréquemment dans les foires. L'un des plus anciens cas signalés est celui d'une femme d'Augsbourg qui, à vingt-deux ans, était douée d'une barbe lui descendant à la ceinture. Charles XII avait, dit-on, dans ses troupes un grenadier du sexe féminin dont la barbe mesurait plus d'une aune. Il arrive aussi que le système pileux se développe

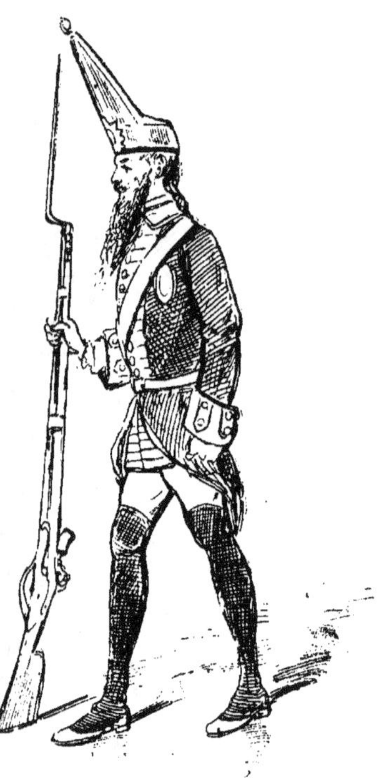

Fig. 75. — La femme à barbe
d'Augsbourg

chez l'homme sur les parties du visage que la barbe ne
recouvre pas habituellement, dans ce cas c'est le fin duvet
répandu sur la totalité du corps qui se transforme en poil
de barbe, ou devient un véritable cheveu. Cette anomalie
de conformation donne aux individus qui en sont affligés

une physionomie singulière qui rappelle celle de certains animaux, principalement des chiens ; aussi leur a-t-on généralement donné le nom d'hommes-chiens. On a pu voir à Paris, en novembre 1873, deux individus, le père et le fils, qui offraient également un développement excessif du système pileux en même temps qu'un arrêt du développement du système dentaire. Les deux sujets dont il s'agissait étaient des Russes. Le père était âgé de cinquante-cinq ans environ.

Le front, les joues, les paupières, le nez, le menton, la face entière en un mot, à l'exception du bord rouge des lèvres, étaient couverts de poils fins.

Leur couleur était d'un gris argenté et leur texture soyeuse, mais ils étaient plats et n'avaient aucune tendance à boucler. L'oreille, ainsi qu'une partie du conduit auditif externe, était aussi revêtue d'un poil de même nature. Presque tout le corps était également velu, mais principalement l'épine dorsale et les épaules, où les poils étaient longs et épais.

Cette description peut s'appliquer presque exactement à un jeune garçon que l'on peut voir exposé actuellement à Berlin (1).

Chez ce singulier individu le développement des poils de la face est tout à fait extraordinaire, il n'est pas sur toute la figure un seul point dépourvu des poils. Les

____

(1) 1897-1898.

cheveux, de couleur blonde, s'étendent sur tout le front et
descendent jusqu'au sourcil. Le nez est complètement
recouvert d'une longue chevelure luisante. On croirait
voir un superbe chien griffon. Les yeux, très foncés,
brillent comme deux éclairs. Les membres et le tronc
sont velus, et c'est aussi la colonne vertébrale qui est
garnie le plus abondamment de poils. Le jeune phénomène de Berlin est né dans le gouvernement de Varso-
vie. Il ne se distingue en rien par les facultés intellectuelles des autres enfants de son âge, il est intelligent et
se fait remarquer par ses manières douces et polies. Il
parle très bien l'allemand, ainsi que le polonais, sa langue
maternelle.

TABLE DES MATIÈRES

FIN DE LA TABLE

9 782329 456010